Kapitel 1

Adhs und die Umwelt

Ich wusste erst nicht,wie ich diesen Blog aufbauen soll,wie anfangen. Ich wollte unterhaltend ,witzig und überhaupt alles sein.Wie ein **ADHS**ler ebenso denkt. Ich hatte mir vorgestellt mich kurz vorzustellen,meine Familienverhältnisse und Geschichten aus dem Leben zu erzählen.

Ich stelle immer wieder fest,das durch meine lockere und humoristische Ader, die viele Menschen und Patienten zum Lachen bringt ,oft eben auch an meiner Ernsthaftigkeit und Tiefe gezweifelt wird. Muss man,nur weil das Leben manchmal schwer ist, den ganzen Tag mit hängenden Schultern und genug Drama im Gesicht rumlaufen? Ich für meinen Teil sage nein und ich glaube, das es daher rührt, das ich **ADHS** habe. **Segen und Fluch zu gleichen Teilen.**

Ich selbst habe erst vor 5 Jahren erfahren ,das ich **ADHS** habe , wusste aber instinktiv immer, das ich irgendwie anders war. Ich war immer ein kleiner Rebell ,wollte aber trotzdem dazu gehören. Ich konnte manchmal Dinge, die andere und mich selbst erstaunten und dann widerrum die einfachsten Sachen überhaupt nicht, was mich dann an meiner Intelligenz zweifeln liess.

Eine Ärztin (ich war natürlich oft in Therapie, wegen Depressionen) sagte mir einmal ganz locker, ich könnte ohne weiteres Abitur machen. Ich drehte mich um, um zu gucken, ob hinter mir noch jemand sitzt und dachte irritiert, das sie wohl mich meinte . Ein anderer Arzt machte einen Intelligenztest mit mir, der 135% ergab . Es gibt Tage, da denke ich, ich bin intelligent, die sind aber eher gezählt . Der Rest der Zeit, wird duch Vergesslichkeit, negative Rückmeldungen von anderen , diese Sichtweise wieder zerstört und die meiste Zeit zweifelt man an sich.

Ich lebe jetzt seit 4 Jahren in der Schweiz, wo die Arbeitszeit noch länger ist, als in Deutschland und die Stunden der Konzentration noch anstrengender sind und ich habe hier viel Kritik einstecken müssen.
Meine Diagnose damals, half mir,erstmal zu verstehen, warum ich anders bin und warum manche Dinge dadurch für mich schwerer zu bewältigen sind. Ich dachte, wenn ich die Diagnose kenne und es in die Welt hinausposaunen kann, versteht jeder, warum ich so bin wie ich bin. Das Problem war aber nun, das viele meinten, ja das stimmt, da hätte man auch draufkommen können, das sich aber im Verhalten meiner Umwelt oder im Verständnis überhaupt nichts änderte. Es wurde zur Kenntnis genommen, ich nahm ja jetzt auch brav Tabletten und jetzt hatte ich halt zu funktionieren.

Instinktiv gewusst, das ich **ADHS** habe, ist schon ein Jahr vor der Diagnose gewesen. Ich stelle jetzt mal kurz meine Familie vor . Meine älteste Tochter 25 , nicht sicher **ADS** . Meine jüngere Tochter 24, getestet mit 13, **ADHS** . Mein Sohn 14, mit 10 getestet, **ADHS** .Kommt euch eine Idee, weshalb ich es wusste ? Ich habe natürlich im Laufe der Jahre viele Bücher gekauft und bis zum Ende auch gelesen, wenn auch nicht immer fliessend. Meine Tochter hatte Therapie, mein Sohn war/ist noch in Therapie und ich natürlich auch . Ich wurde jahrelang auf Depressionen behandelt, was ja auch teilweise so war, aber ich habe immer gemerkt,das ich keine anhaltenen

Depressionen habe und nie durchgehend am Boden zerstört war . Die Therapien haben mir meist auch nicht wirklich geholfen, weil der Ansatz eben auch der falsche war . Durch jahrelange Misserfolge, Kritik von Eltern, Lehrern, später Chefs ,wird das Selbstbewusstsein gleich null und daher die Depressionen . Die eigentliche **"Krankheit"** wurde nie behandelt.

Ich erinnere mich an eine Sitzung mit meiner Therapeutin besonders: sie sass vor mir, guckte mich an und meinte, ich sollte doch endlich mal das Geheimnis lüften , das mich umgibt . Ich guckte sie an und überlegte krampfhaft, was sie denn meinen könnte und zuckte mit den Schultern. Ich sah, das sie ein bisschen verärgert war, aber ich konnte ihr dabei nicht helfen.

Ich kaufte früher natürlich Bücher für Kinder mit **ADHS**, als meine Tochter älter wurde, dann für Erwachsene. Dabei erkannte ich mich immer mehr wieder und auch einige Verhaltensweisen, die ich mit meiner Tochter gemein hatte . Ich probierte heimlich eine Tablette meiner Tochter aus und stellte zumindestens an dem Tag fest, das sie mir nicht schadete .

 Nachdem ich die Erkenntnis hatte , ging es daran, mir eine Ärztin zu suchen, die Erwachsene mit **ADHS** behandelt. Das war wirklich schwierig, weil ja allgemein gesagt wurde, **ADHS** wächst sich aus im Teenageralter, deswegen gab es kaum Ärzte für Erwachsene. Ich muss dazu sagen, ich komme aus Hamburg, einer Grossstadt mit fast 2 Millionen Einwohnern und ich fand genau 2 Ärzte, die auf diesem Gebiet spezialisiert waren. Den ersten Arzt, den ich anrief, war dauerbesetzt oder der Anrufbeantworter sprang an. Beim zweiten hatte ich dann mehr Glück . Ich bekam sogar relativ schnell einen Termin.

Nachdem ich ein langes Gespräch mit der Ärztin führte, war schnell klar, das ich vermutlich **ADHS** hatte, genauer wurde es natürlich mit dem Test, den ich wenige Tage später machte. Ich war so erleichtert über die Diagnose, nicht weil ich gerne krank war, aber weil sich viele Dinge dadurch für mich erklärten. Ich hatte auch gleich zugestimmt, Tabletten zu nehmen, da meine "Leidenszeit"ja nun schon beinahe 50 Jahre betrug, hatte also lange genug geprobt, ohne Tabletten auszukommen. Zeitgleich wurde eine neue Gruppe angeboten, die nur aus **ADHS**lern bestand und ich stimmte zu, diese zu besuchen. Die Tabletten, die ich bekam, bekämpften in erster Linie die Depressionen und ab einer gewissen Dosis, wirkten sie auch auf das **ADHS**.

Ich werde die erste Sitzung dieser Gruppe nie vergessen. Ich sass mitten unter Gleichgesinnten, wo jeder etwas, wie mir schien, aus meinem Leben berichtete. Es wurde an dem Tag viel gelacht, obwohl der Leidensdruck bei allen fast gleich hoch war. Man kann natürlich im nachhinein viel lachen über einige Episoden, aber in dem Moment, sind sie oft für denjenigen garnicht witzig. Der Vorteil bei **ADHS**lern ist natürlich, das sie schnell vergessen, **HAHA**. Einerseits gut, einerseits schlecht.

Ein Klassiker ist natürlich die Strategie. Wie plane ich ein Vorhaben. Ich sass neulich gemütlich auf meiner Couch, 3 Bücher neben mir, alle angefangen, der Computer an, der Fernseher lief nebenbei. Ich wollte mir etwas zu trinken holen und ein Schreiben, das auf dem Tisch lag, angucken . Das sah dann folgendermassen aus: Ich ging zum Tisch, suchte das Schreiben und dachte gleichzeitig, ich könnte den Tisch mal aufräumen. Gedacht-getan. Mir fiel dabei ein neuer Ikeakatalog in die Hände, den ich in die Schublade räumen wollte. Ich bemerkte dann, das die Schublade auch mal aufgeräumt werden könnte und machte also dort weiter. Ich brachte den

Papiermüll dann in die Küche und sah das Geschirr dort stehen, also fing ich an, abzuwaschen . Ihr könnt euch vorstellen, das es noch ne Weile dauerte bis ich auf meinen Platz auf der Couch zurückkehrte. Ich musste tatsächlich schmunzeln, als es mir anschliessend bewusst wurde .

Es ist mir sogar schon passiert, das ich mein neu gekauftes Yogabuch suchte und es irgendwann gut gekühlt im Kühlschrank wieder fand. Oder das ich mich über die Farbe des Kaffees wunderte und merkte, ich hatte Milchpulver in die Filtertüte getan. Meine Fahrprüfung verlief auch nicht ohne kleine Begebenheiten. Dazu erzähle ich dann morgen mehr...muss meine Vorräte an Konzentration erst wieder auffüllen..

Kapitel 2

ADHS hat keinen AUSSCHALTER

Soo , heute ist Donnerstag und ich melde mich zurück, nicht einen sondern 4 Tage später. Ich habe jetzt 3 Tage gearbeitet und mein Hirn ist abends wirklich leer.
Ich könnte deswegen auch nie abends lernen oder Abendschule machen. Mein Tag beginnt um 5 Uhr und die Arbeit endet ab 16 Uhr, nach hinten ist immer alles offen. Da ich alleinerziehend bin, mit meinem Sohn 14 hier in der Schweiz, folgen nach der Arbeit meist noch der Einkauf und Wäsche usw. Nicht zu vergessen, die Runde mit dem Hund und das Spielen mit der Katze.

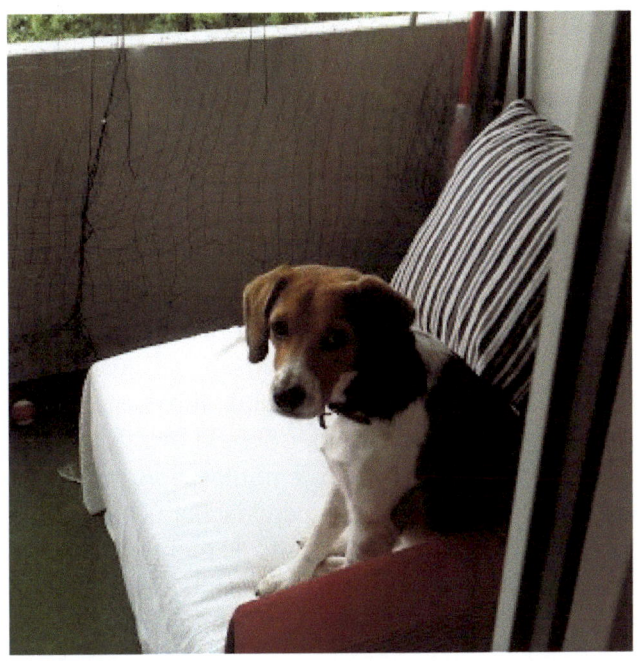

Jeder kennt das. Das Problem,das jemand mit **ADHS** oft hat, er hat keinen Ausschalter ..Er merkt selten, wann stop ist,wann es Zeit ist zu regenerieren.Viele werden sagen, ja das kenn ich, geht mir auch so, ich habe aber kein **ADHS**......Das ist der Punkt, warum ich diesen Blog mache.Es gibt immer Parallelen und oft erkennen sich Leute in diesem Verhalten wieder, die kein **ADHS** haben. Aber genau deswegen, darf man **ADHS** nicht herunterspielen. Es spielen viele Faktoren eine Rolle und nur das Gesamtbild ergibt das Krankheitsbild.

Ich komme mal zurück zu meiner Fahrprüfung. Hinten im Auto sass wie üblich der Fahrprüfer, neben mir der Fahrlehrer. Es war ein wunderschöner Tag, kein Wölkchen am Himmel. Der Prüfer sagte mir, ich sollte immer geradeaus fahren, bis er was anderes angibt . Also fuhr ich los. Das erste was ich plötzlich bemerkte war, das ich auf einer Rechtsabbiegerspur fuhr und das kurz vor einer Ampel. Ich geriet kurz in Panik und überlegte natürlich, ob ich die Fahrspur schnell noch wechseln sollte oder eben einfach rechts abbiege. Ich entschied mich, auf der Spur zu bleiben um rechts abzubiegen. Nun wartete ich natürlich auf den Kommentar von hinten, der promt kam ; "Fahren Sie immer über Hannover,wenn sie nach Altona (Stadtteil in Hamburg) wollen?"Ich wusste im ersten Moment nicht, was er mir damit sagen wollte, aber schwieg dann, als nichts mehr kam, ich durfte weiterfahren. Ich fuhr also weiter, bis mein Fahrlehrer neben mir ein seltsames Räuspern von sich gab. Es wiederholte sich mehrmals und ich wusste, irgendwas lief falsch. Ich war mir aber keiner Schuld bewusst. Plötzlich hörte ich ein Quietschen, es wurde immer eindringlicher und ich sah auf einmal, das die Scheibenwischer an waren. Fragt mich nicht wie lange schon, ich hatte es nicht bemerkt, aber auf trockenen Scheiben war das schon sehr ungewöhnlich. Ich durfte mir hinterher anhören, das er dachte,ich würde es nie bemerken. Ich habe die Fahrerlaubnis im übrigen an diesem Tag bekommen, trotz der kleinen Pannen währenddessen.PUUUHHHH

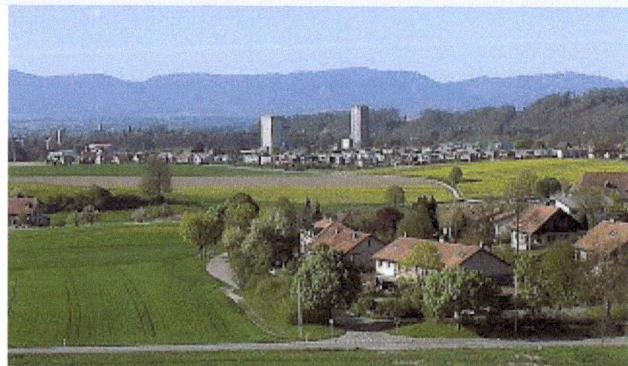

DIES IST DER ORT,IN DEM WIR JETZT SEIT 4 JAHREN LEBEN

Der Satz, zwischen Genie und Wahnsinn ;trifft auf **ADHS**ler wirklich zu. Es gibt Momente, da erkenn ich mich selber nicht wieder. Ich steigere mich derart in eine Situation rein, das es schwierig ist, mich dort wieder rauszubringen. Andere Momente sind dann wieder so klar und ich finde es merkwürdig, das ich nicht viel früher darauf gekommen bin. Dieses *Nicht-Filtern* können,im Kopf eines **ADHS**lers lässt ihn eben oft kindisch und naiv erscheinen. Die Impulsivität kommt noch hinzu, die er oft nicht steuern kann und schon sprudeln Worte aus dem Mund, die andere verletzen oder vor den Kopf stossen.

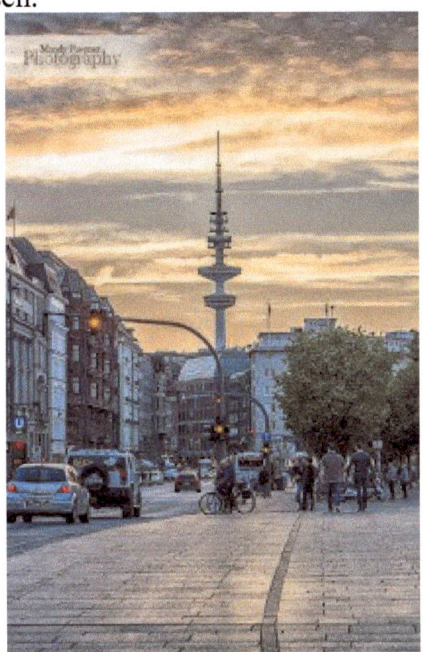

DAS IST MEINE HEIMAT, HAMBURG

Kapitel 3

Stimmungen und Gedanken

So da bin ich wieder. Meine Stimmung...tja-ich weiss es nicht. **Auf und Ab.** Für mich selber oft nicht einschätzbar. Eigentlich gehts mir gut! Eigentlich. Es fehlt mir körperlich nichts, aber mein Hirn arbeitet immer auf Hochtouren. Bin ich abends erstmal eingeschlafen, ist alles gut, wache ich nachts auf, setzt sofort die Denkmaschine ein.

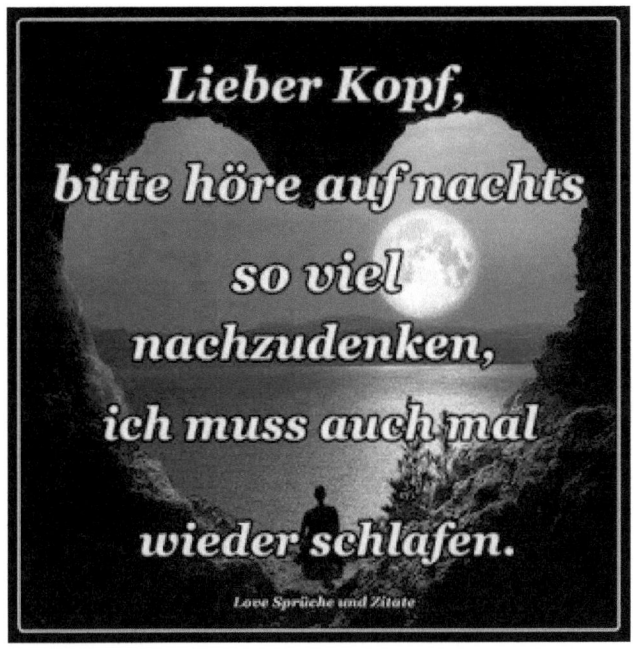

Ich bin in Therapie, bei einer sehr guten Ärztin, wie ich finde, sie versucht, das ich Techniken lerne, mich nur auf meine Atmung zu konzentrieren. Ich versuche es immer wieder, aber mehr als 10 min kriege ich einfach nicht hin ,denn meine Gedanken schweifen immer wieder ab und ich muss mich ständig ermahnen, mich nur auf meine Atmung zu konzentrieren. Manch einer wird sagen, das ist doch leicht, ist doch keine grosse Sache; doch für einen **ADHS**ler eine ziemlich schwierige Angelegenheit. Es ist 20 Jahre her, neee 30, achherjee,da hatte ich bereits meine erste Therapie.

Depressionen, Essstörungen usw . Ich sollte autogenes Training lernen .Wir sassen in einer Gruppe im Kreis auf Holzstühlen ,Augen geschlossen und die Ärztin damals fing an die *Entspannenden Sätze* zu sagen. „**Es ging los mit, mein rechter Arm wird schwer, dann der linke und so gings weiter** ." Das sah bei mir folgendermassen aus: **Mein rechter Arm wird schwer**; hmm wie hiess das Buch noch , das ich unbedingt lesen wollte? **Achja, mein rechter Arm wird schwer.** Ich wollte nachher unbedingt noch Wohnungsanzeigen lesen...**Mein rechter Arm wird schwer** , so ging es 20 min weiter. Zwischendurch blinzelte ich mal, um zu gucken,was die anderen so machen und bekam dann auch noch einen Lachanfall. Sehr unpassend zu diesem Zeitpunkt. Die Ärztin was not amused.

Zu dem damaligen Zeitpunkt, war **ADHS noch** nicht verbreitet, es wussten noch nicht viele von diesem Syndrom .
 Heute ist es so bekannt, das es zur sogenannten Modeerkrankung geworden ist. Fast alle kennen die Abkürzung, fast jeder weiss ein bisschen, vor alldem, das diese Menschen rumzappeln und sich schlecht konzentrieren können.Versucht man näher zu erklären, das die Erkrankung weitaus vielfältiger ist, winken viele ab. Den Begriff "**Ritalin**" kennt auch fast jeder, aber nur aus den Medien und das viele Menschen es nehmen um sich zu pushen. Es ist natürlich wie bei vielen Dingen, solange sie einen nicht betreffen, beschäftigt man sich nicht damit. Oft ist es ja auch sinnvoll, denn man kann sich nicht mit dem Elend der ganzen Welt befassen.

Für mich ist es nur wichtig, das man sensibler wird, mehr hinhört, sich wieder mehr für andere Menschen interessiert . Oft denkt man ja, seine eigene Situation wäre die Schlimmste ,aber manchmal hilft es wirklich, auch über den Tellerrand zu gucken und sich mal in andere Leute hineinzuversetzen. Für einen **ADHS**ler gibt es nichts schlimmeres als Ungerechtigkeit. Fühlt man sich selber ungerecht behandelt oder kriegt mit, das ein anderer so behandelt wird, sind oft alle vernünftigen Gedanken ausgeschaltet und man sagt Dinge, ohne **Nachzudenken,** ob es irgendwelche Nachteile für einen selber hat. Es ist auch schwer sich selber zu stoppen, alles muss gesagt werden, mit allen Emotionen, die man so hat . Das Erwachen ist dann nicht besonders heiter, es bringt einem oft soviele Schwierigkeiten ein, weil man das Gesagte ja nicht ungeschehen machen kann und ein **ADHS**ler natürlich auch in dem Moment alles so meint, wie er es sagt.Versuche, es hinterher abzuschwächen, scheitern meistens gründlich.

Ein weiterer Nachteil ist, das man oft sehr dünnhäutig ist, dadurch, das man sehr emotional ist und ein besonderes Gespür für Stimmungen hat. Es ist einerseits auch ein Vorteil, empathisch zu sein, aber die richtige Dosis wäre gut und das richtige Verarbeiten.
Ich möchte auch immer wieder betonen, das dieser Blog mir selber hilft, Emotionen zu verarbeiten und mir Dinge von der Seele zu schreiben.

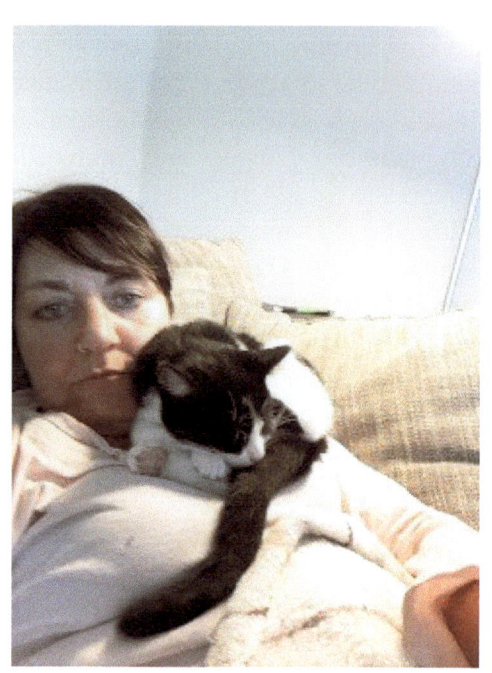

Kapitel 4

Entwicklung des ADHS und seiner Nebenerkrankungen

Mein Sohn ist in den Ferien bei seinem Vater in Hamburg. Ich bin eine Woche alleine. Ich freue mich eigentlich darüber, Zeit für mich zu haben, gehen und kommen, wann ich will , auf niemanden Rücksicht nehmen zu müssen .Nur ist das garnicht so einfach mit der Freiheit .Ich bin es nicht gewohnt und er fehlt mir auch, obwohl er wirklich manchmal eine Nervensäge sein kann. Das Explosive in unserem Zusammenleben ist, das er eben auch **ADHS** hat .Wenn seine Pubertät auf meine Wechseljahre trifft, geht es ziemlich heiss her.

Wir können sehr umgänglich, mitfühlend und vernünftig sein ,aber oft zu unterschiedlichen Zeiten.
Er steht dann vor mir und sagt Dinge, die eigentlich ich als Erwachsene sagen müsste und ich hingegen benehme mich wie ein Teenager. Ich muss mich dann an meine Rolle als Mutter erinnern, damit das Gespräch wieder in richtigen Bahnen verläuft .Viele Dinge, die er sagt, verstehe ich sogar, habe es ja oft genauso erlebt. Er sagte einmal zu mir "Mama, du hast meine Schwestern auch durch die Pubertät gebracht, dann wirst du es mit mir wohl auch noch hinkriegen". Ich musste wirklich lachen.

Meine Jugend

Meine Mutter erzählte mir, das ich bis zum Alter von 10 Jahren wohl ein recht freundliches Kind war, das heisst, ich war wohl leicht zu händeln .In der Schule fiel ich nur dadurch auf ,das ich meine Pausenbrote mitten im Unterricht auspackte oder mit irgendwelchen Dingen spielte, wenn es mir zu langweilig wurde. Sie wurde natürlich oft zu Gesprächen von den Lehrern gebeten. Leistungsmässig konnten sie mir nichts negatives nachsagen. Nach der 4. Klasse war Schulwechsel und es musste entschieden werden, auf welche Schule ich gehen sollte .

Die Lehrer waren der Meinung, ich wäre vom Verhalten noch nicht soweit, um aufs Gymnasium zu gehen, aber meine Eltern wollten genau das unbedingt . Ich denke, die Lehrer hatten recht. In der 5. und 6. Klasse kam ich noch mit, konnte mich auch noch einigermassen anpassen .Ich fiel halt oft auf, weil ich mich während des Unterrichts lieber mit anderen unterhielt. Ich sass auch freiwillig gerne hinten, da ich hoffte,weniger aufzufallen.

Richtig schwierig wurde es dann für mich, als ich in die Pubertät kam und mein Vater (Stiefvater, was ich damals nicht wusste) zusätzlich ziemlich Druck machte. Er wohnte in Berlin und war nur am Wochenende bei uns in Hamburg. Solange ich klein war und einigermassen zu händeln,war das Verhältnis zwischen uns nicht schlecht. Es ging los, als ich anfing zu widersprechen, meine eigene Meinung hatte.
Mein Vater hat auch seine Geschichte, die ihn geprägt hat, aber das kann nicht immer für alles eine Entschuldigung sein. Für ihn war es eine persönliche Sache, das ich das Abitur machen sollte. Pubertät , gemischt mit **ADHS**, machte das Lernen und Konzentrieren für mich zu einem Balanceakt .Vieles, das ich

lernte, behielt ich, wenn es mich interessierte. Ich habe auch selten wirklich gepaukt, aber ich wusste auch nicht wie. Meine Mutter war jeden Tag arbeiten und ich nach der Schule allein. Sie guckte natürlich, das ich Schularbeiten machte, liess mir aber ansonsten viel Freiraum.

Ganz anders mein Vater; er kam Freitag abends mit dem Zug aus Berlin und war oft gegen 21 Uhr bei uns in Hamburg.Es ging los, das er

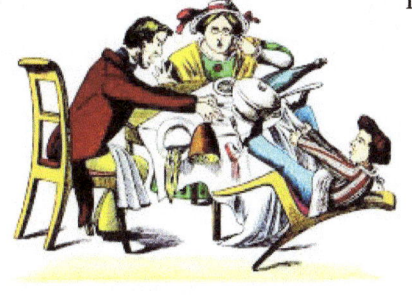

mich abends dann aus

 meinem Zimmer oder Bett holte und aus dem Stehgreif sollte ich englische Vokabeln übersetzen o.ä. Samstag, Sonntag ging es so weiter. Er las mir stundenlang aus meinem Geschichtsbuch vor und ich sollte wiederholen, was er gelesen hatte . Ich glaube, ich brauche nicht erwähnen,was für eine Tortour das für mich war. Schon nach kurzer Zeit konnte ich mich kaum noch konzentrieren und die Stimme meines Vaters wurde immer eindringlicher. Ich wurde immer bockiger. Irgendwann schrie er mich an und ich schrie zurück.
Hinzu kam, das er keinerlei Geduld hatte und im Umgang mit mir, wenig einfühlsam war. Ich hörte mir oft Sätze an wie *"aus dir wird sowieso nichts, du wirst eh in der Gosse landen „* usw.
Es fing eine Zeit an, da ich begann ihn zu hassen und die Wochenenden wirklich fürchtete. Er hatte auch immer recht und ich konnte nie das richtige tun.

Ich möchte aufzeigen, warum ein **ADHS**ler irgendwann Depressionen hat. Der Umgang mit Menschen, die diese Erkrankung haben, ist sicherlich nicht immer einfach, aber einen jungen Menschen verbal so klein zu machen, wohl wirklich der falsche Weg. Das Selbstwertgefühl des **ADHS**lers ist eh schon nicht sehr ausgeprägt und macht es mit einem solchen Verhalten sehr viel schlimmer.

Ich wurde mit 16 magersüchtig, nahm innerhalb kürzester Zeit 10 kg ab, obwohl ich nicht dick war. Der Auslöser war der Satz eines Bekannten damals, der sagte, ich müsste wohl mal abnehmen. Er hatte es als Scherz gemeint, für mich wurde das bitterer Ernst. Ab dem Tag bestimmte Essen mein Leben (*oder eben nicht essen*).

*Menschen mit **ADHS** haben oft keine Bremse, sie machen vieles exzessiv* . Ich wurde besessen von meinem Gewicht, alles andere interessierte mich kaum noch .Meine Mutter bemerkte es auch ,versuchte hin und wieder an meine Vernunft zu appellieren ,aber nahm es letztendlich nicht wirklich ernst oder war dem gegenüber auch hilflos. Mein Vater sah es zwar auch ,das ich immer dünner wurde ,aber der Druck auf mich ,liess keineswegs nach. In der Schule rutschte ich immer mehr ab, was für meinen Vater der Beweis war ,das ich eben blöd und faul war. Manchmal stellte meine Mutter sich noch vor mich ,kam aber gegen meinen Vater nicht an und liess ihn gewähren. Ich muss glaube ich nicht erwähnen,was das für Folgen für mich hatte .

.

Kapitel 5

Erinnerung an die Schulzeit

Um das Thema vom letzten Mal aufzugreifen, versuche ich verständlich zu machen, wie nach und nach das Selbstbewusstsein eines ADHSlers verringert wird. Auffällig ist man schon dadurch, das man oft vieles nicht mitkriegt, weil man ja in seiner eigenen Welt lebt. Viele Gedanken geistern einem von morgens bis abends durch den Kopf, aber selten etwas Greifbares. Man kriegt oft noch Wortfetzen des Gegenübers mit, kann aber den Gedankengängen nicht mehr folgen. Irgendwann wird man ausgelacht oder für etwas verlangsamt gehalten. Es gab Momente, da wurde ich etwas gefragt und hatte im gleichen Moment die Frage vergessen.

Das waren die peinlichsten Momente meines Lebens. Mir war das natürlich unangenehm, das zuzugeben und gab dann irgendeine Antwort, was es natürlich nicht besser machte. Ich habe mich damals oft gefragt, was mit mir nicht stimmt. Die Selbstzweifel begannen früh und es gab niemanden, der sie entkräftete.

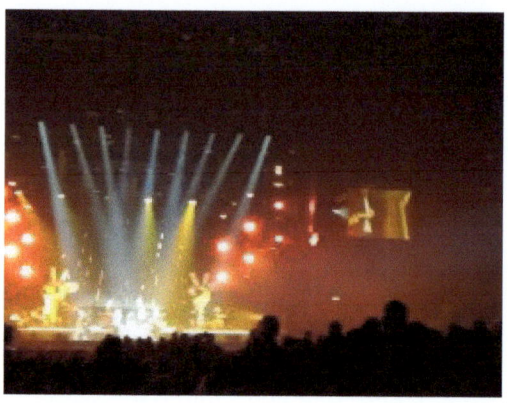

Bei den Englisch Nacherzählungen sah es folgendermassen aus; die Lehrerin las auf Englisch eine Geschichte vor und wir sollten die dann nacherzählen. Da ich aber bei den ersten Sätzen hängenblieb,weil ich versuchte mitzuschreiben, entging mir der Rest der Geschichte und als die Klasse über die Pointe der Geschichte lachte, wusste ich nicht ,worum es eigentlich ging. Ich biss mich auch an einzelnen Vokabeln fest, die ich nicht verstanden hatte und versuchte deren Bedeutung zu erfassen. Beim **ADHS** ist es ganz schwirig eine Struktur ins Lernen zu bekommen. Entweder, das Thema interessiert einen so sehr, das man alles aufnimmt oder man lernt es kurz vor einer Arbeit und vergisst es wieder.

Mathematik war ein absolutes Greuel für mich, weil mir vieles nicht einleuchtete. Ich konnte gut rechnen, kannte damals alle Telefonnummern auswendig, behielt jeden Geburtstag, aber ging es um Allgebra oder binomische Formeln, war der Ofen aus. Ich glaube, es ist nicht nötig zu erwähnen, das Mathematik nicht zu meinen Lieblingsfächern gehörte.

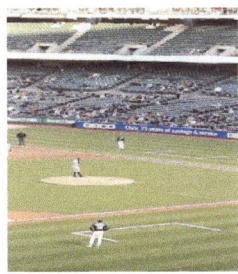

Kunst und Sport, das waren die Fächer, in denen ich wirklich glänzte. Ich liebte es, mich zu bewegen und strengte mich wirklich an. Im Laufen und Weitsprung war ich immer die Beste bei den Mädchen.
Wenn es Zeugnisse gab, war es das erste ‚was ich meiner Mutter zeigte, diese beiden Zensuren. Den Rest hätte ich gerne versteckt oder ausgelöscht. Ich glaube, es gab ein Zeugnis, in dem mal nicht stand, das ich mich und andere vom Unterricht ablenkte. Das irritierte selbst meine Mutter.

Wenn ich mir meine Kinder so angucke , sehe ich viele Parallelen, nur jetzt kennen wir natürlich die Ursache des Ganzen. Meine jüngere Tochter vergass oft nach der Schule, das sie eigentlich nach Hause kommen wollte oder sie war noch in der Schule und diskutierte irgendwas mit den Lehrern.

Es gab eine Situation, die ich nicht vergessen hatte .Sie war in der 3. Klasse und ich räumte ihr schon immer eine halbe Stunde ein, um nach Hause zu kommen, obwohl der Weg nur 5 Minuten betrug.
Nach einer Stunde Warten und lange fertig mit Mittagessen

kochen, wurde ich etwas unruhig und beschloss zur Schule zu gehen. Die Klasse meiner Tochter war direkt unter dem Dach. Ich hörte unten im Eingang schon die Stimmen der Lehrerin und meiner Tochter. Sie waren die letzten und es schallte durchs ganze Haus. Ich ging nach oben, um zu gucken was dort los war. Meine Tochter sass mit verschränkten Armen auf der Bank und die Lehrerin stand vor ihr, puterrotes Gesicht und versuchte sie zu bewegen, sich endlich anzuziehen. Das Problem war, das irgendein Kind die gleichen Schuhe wie meine Tochter hatte und nun ihre anhatte und sie sollte jetzt die anderen anziehen. Sie hatte so ein Ekel , das sie sich weigerte.

Anstatt, das die Lehrerin mich anrief, versuchte sie das Problem selber zu lösen.(*Eigentlich wusste sie schon aus Erfahrung,das das wenig Sinn hatte*) .

Meine Tochter wusste immer sofort, welcher Lehrer sich bei ihr durchsetzen konnte und welcher nicht und diese Lehrerin gehörte definitiv nicht dazu. Ich guckte sie also nur kurz an, nachdem ich die Situation erfasst hatte und sagte ihr nur, das sie sich jetzt beeilen sollte, weil das Essen kalt wurde.

Sie stand auf und zog angewidert die Schuhe an, liess die Schuhbänder aber offen. Dann ging sie breitbeinig neben mir her, nicht ohne natürlich das Gesicht voller Ekel zu verziehen. Die Lehrerin war völlig fertig und ich riet ihr, mich das nächste Mal früher zu informieren.

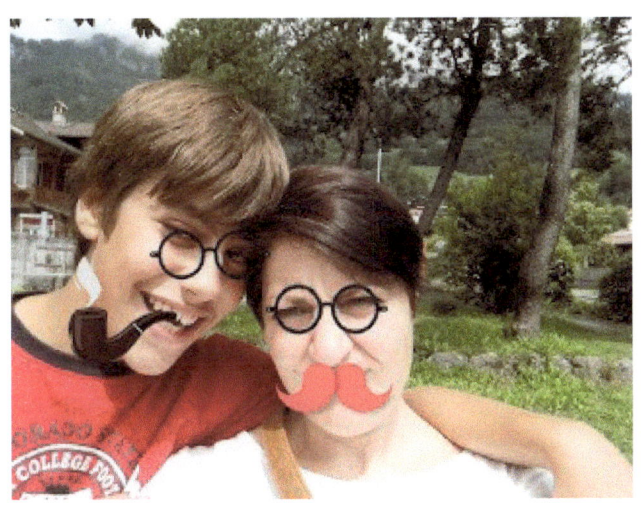

Kapitel 6

Langeweile geht garnicht

Hallo, ich bin wieder da. Ziemlich kaputt vom Arbeiten, gleichzeitig habe ich mir noch irgendwas im Rücken ausgerenkt und ein bisschen Ärger wütet auch in mir.Trotzdem war ich gerade joggen....

Ja, das ist das Thema heute .**ADHS** und Langeweile. Das sind nämlich zwei Welten. Ich kann noch so kaputt sein und auch mein Verstand sagt mir, du musst dich ausruhen, runterfahren usw...mein Körper sagt, auf gehts , du sitzt ja immer noch hier...Ich führe diese Kämpfe oft mit mir, wissend, das mich eigentlich keiner antreibt, ausser ich mich selbst. Ich gehe oft im Kopf alle vernünftigen Argumente durch, warum es besser wäre, sich jetzt zu entspannen, aber meine innere Unruhe siegt meistens.
Sitze ich den ganzen Tag rum und entspanne, bin ich abends oft so kribbelig, das ich dann anfange zu putzen o.ä.

Ich habe natürlich mit dem Wissen von **ADHS** gelernt, das das zum Krankheitsbild gehört und ich bin auch immer wieder froh, die Dinge jetzt einordnen zu können, aber dennoch ist man ja trotz Wissen und Medikamenten kein anderer Mensch.
Die Unruhe bleibt, wenn der nötige Ausgleich nicht da ist.
Jetzt stellt sich natürlich die Frage, was ist der nötige Ausgleich ? Was brauche ich, um ausgeglichener zu sein ?

Das erste ‚was mir heute passiert ist, ich habe einmal länger geschlafen,als bis 6 Uhr. Das passiert mir tatsächlich zweimal im Jahr. Das 2. ist , ich habe es geschafft joggen zu gehen ‚obwohl ich ziemlich kaputt war. Danach habe ich oft das Gefühl, jetzt kannst du ganz entspannt auf dem Sofa liegen und relaxen. Das Gefühl hält dann zumindestens bis zum Nachmittag vor.
Während des Joggens habe ich oft ganz viele Ideen und versuche die anschliessend umzusetzen, aber natürlich habe ich,wenn ich Zuhause bin die Hälfte schon wieder vergessen. **ADHSl**er brauchen eine gewisse Routine, Dinge müssen den gleichen Rythmus haben, dann aber widerrum braucht es auch den Nervenkitzel, um ihn zufrieden zu machen.

Als Jugendliche habe ich mich einer Clique angeschlossen, die einerseits aus meinen Freundinnen bestand, andererseits aus Männern, die überall tätowiert waren, zudem ein paar Jahre älter als wir und dann noch 2 grosse Schäferhunde mit sich führten. Ich fand es cool dazuzugehören.Unser Treffpunkt war ein abruchreifes Haus oder der Park in der Nähe. Es wurde Lambrusco (billiger Rotwein) u. ä. gekauft und die Flasche ging reihum. Oft machten wir Mutproben, wie Dinge im Laden gegenüber klauen usw. Ich schwankte oft , zwischen Vernunft und Nervenkitzel. Ich war zu dem Zeitpunkt 13.

Ich hoffe, meine Töchter sind nicht allzu entsetzt, wenn sie das lesen????

Im Alter von 25 sass ich mit einer Freundin am Tresen unseres Stammgriechen und wir sprachen über Urlaub.Wir kannten uns erst kurze Zeit .Zufällig hatten wir in ein paar Monaten gleichzeitig Urlaub und überlegten ‚ob wir den nicht zusammen verbringen wollten.
Wir sprachen tatsächlich nur dieses eine Mal darüber. Kurz vor

unseren Ferien sassen wir wieder zusammen und knüpften an dieses Thema an und beschlossen, das wir in 2 Tagen, mit meinem alten Käfer nach Italien fahren würden. Keine grosse Planung, nichts..Die Nacht in der wir losfahren wollten, reparierte ein Bekannter von uns, noch notdürftig einen Blinker (Käferkrankheit), so das ich wenigstens in eine Richtung blinken konnte.

Wir hatten noch kurz ein paar Sachen in unseren Koffer geworfen und das erste Etappenziel sollte ein Ort in der Nähe von Florenz sein, wo sich meine Eltern zufällig in der Zeit, ein Haus gemietet hatten.
.
Wir sassen bis morgens um 2 Uhr bei dem Griechen und beschlossen dann, erstmals zu schlafen.
Wir wälzten uns beide zwei Stunden im Bett und beschlossen dann spontan, "jetzt fahren wir." Es war 4 Uhr morgens, stockdunkel, wir unausgeschlafen.Wir fuhren an dem Tag 11 Stunden. Kurz hinterm Brenner (italienische Grenze) suchten wir ein Hotel und schliefen wie die Toten.

Wir waren eine Woche bei meinen Eltern, sind anschliessend die ganze Küste entlang gefahren, zelteten in Rom, Neapel usw, bis wir schliesslich noch eine Woche in Tropea blieben, direkt ein Zeltplatz am Strand. Es war nicht die schönste Anlage, aber es war der coolste Urlaub überhaupt. Alles war spontan, wir hatte rohe Nudeln mit, aber kein Kocher. Meine Freundin hatte kaum T-Shirts eingepackt, dafür viele Hosen .Wir ernährten uns von Chips, Shrimps und Weisswein. Wir lernten natürlich viele Leute kennen, vorwiegend Männer. Der Urlaub war Adrenalin pur und die anschliessende Heimfahrt sehr ernüchternd. Ich hatte viel Mühe mich wieder in den Alltag zu integrieren.

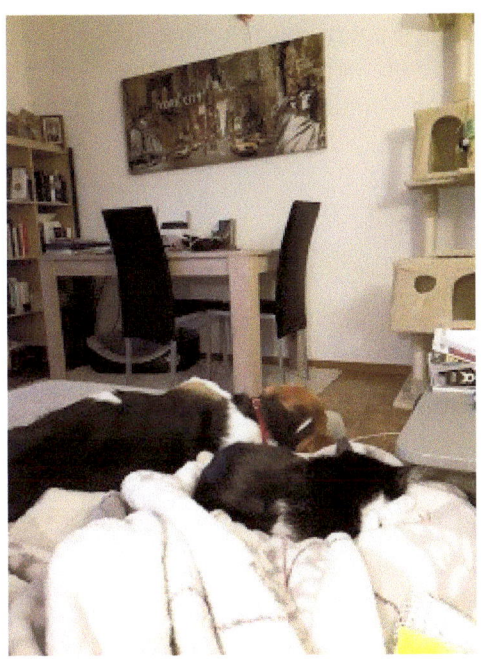

Alltag ist eine Sache, die immer wieder neu gestaltet werden muss. Routine ist langweilig und muss unterbrochen werden. Ich plane im Kopf immer wieder Dinge, die ich noch machen möchte.
Ich bin vor 4 Jahren mit meinem Sohn in die Schweiz gekommen, alle mit denen ich sprach, hielten das für ein grosses Wagnis und bewunderten soviel Mut. Für mich ist das ein grosses Abenteuer. Vieles hat sich natürlich anders entwickelt, als erwartet und es gab viele Enttäuschungen, aber bereuen tu ich es nicht .

 Es ist nicht so, das ich nicht weiss, das die Dinge oft nicht so rosig sind, wie sie scheinen, aber ich kann das oft gut ignorieren. Ich mag nicht immer negativ denken,versuche vieles positiv zu sehen und scheitern ist keine Frage für mich. Mit jeder negativen Erfahrung ,entwickel ich mich auch, lerne mein Verhalten zu steuern, was mir mal mehr und mal weniger gelingt. Ich werde nie perfekt sein, egal wie ich mich anstrenge, aber ich versuche mich trotzdem zu verbessern.

Kapitel 7

Entwicklung

Ich werde heute nochmals das Thema **Jugend** aufnehmen. Es ist ja so, wenn man jahrelang garnicht weiss, das man eine bestimmte" Krankheit", Defekt oder wie man das **ADHS** bezeichnen will, hat, ist es schwierig etwas zu verändern. Mit dem Wissen, kann man versuchen, gewissen Situationen und Personen aus dem Weg zu gehen.
Ich stelle immer wieder fest, das es einigen Menschen Spass macht zu provozieren ,wenn sie merken, das andere schnell darauf anspringen oder reagieren. Die Schwächen des **ADHSlers** liegen ja ziemlich klar auf der Hand, da muss man nicht gross suchen.
Hat man Menschen in seinem Umfeld, die diese Schwächen ausnutzen, weil sie vielleicht selber ein Problem haben , wird es schwierig.
Da bin ich also wieder in meiner Jugend. Mein Stiefvater ,ein **Narzist**, voller Selbstzweifel und ohne Empathie und ich die Jugendliche, mitten in der Pubertät und mit **ADHS**. Keine gute Kombination.

Ich habe damals nie begriffen, warum ein Mensch so sein kann, warum er es braucht, andere Menschen klein zu machen, sich über sie lustig zu machen und keine Empathie zu empfinden. Die Erkenntnis habe ich jetzt, nachdem ich 12 Jahre mit einem

Narzisten zusammen war und das fortgeführt habe, was ich ja aus meiner Kindheit schon kannte. Es hat lange gebraucht, mich aus dieser Beziehung zu befreien und ohne die Hilfe meiner besten Freundin ‚hätte ich das wohl auch nicht so hingekriegt.

Wenn mein Vater mit mir redete, war eigentlich im Vorwege klar, egal was ich sagte, es war falsch oder er musste etwas entgegensetzen. Das war der Mechanismus. Er wählte ein Thema, ich antwortete.Wenn ich etwas nicht wusste, lachte er triumphierend, wie, um mir zu zeigen, das ich ein Looser bin und er es immer gewusst habe. Er konnte sich oder anderen nie eingestehen, wenn er Unrecht hatte oder jemand anders etwas besser konnte als er.

Als ich 9 Jahre war, sind wir jedes Jahr in den Skiurlaub gefahren. Er brachte mir das Skifahren bei, einen Skilehrer brauchte ich nicht. Es kam der Zeitpunkt, das ich besser wurde als er. Die Konsequenz war, ich bekam Holzskier. Sie waren total stumpf und glitten im Schnee überhaupt nicht. Beschwerte ich mich, fing mein Vater an zu lachen, es amüsierte ihn sichtlich. Ich war dermassen wütend und enttäuscht, aber ihn heizte es immer noch mehr an.
Es bestand auch ein ständiger Machtkampf um meine Mutter. Im Grunde war ich im Weg, er wollte sie für sich.Wenn sie krank war oder etwas passierte,war es natürlich meine Schuld. Mit Ende 16 kam ich aus der Schule, hatte mit Ach und Krach meine mittlere Reife geschafft und sollte jetzt eine Ausbildung machen.
Mein Vater wollte, das ich mich als Schornsteinfeger bewarb oder in einem Rechenzentrum. Das war wirklich der grösste Witz.
Letztendlich fing ich eine Ausbildung zur Krankenpflegehilfe an, weil ich für die grosse Ausbildung noch viel zu jung war.

Ich war 10 Jahre zur Schule gegangen, hatte die 10. Klasse sogar wiederholt und war trotzdem erst 16. Ich habe mich schon manchesmal gefragt, wann ich eigentlich eingeschult wurde..

Auch die Ausbildung ging nie ohne Stolpersteine. Im Praktischen war ich gut bis sehr gut, im Theoretischen wie immer, je nach Interesse. Dazu kam die **Magersucht**, die irgendwann in **Bulimie** umschlug. Ich wurde schliesslich auch immer dicker und nicht dünner, wie angenommen. Wog ich erst ein paar Jahre viel zu wenig, wog ich nachher viel zuviel. Ich hatte **Depressionen** und wusste es nicht.

Irgendwann hatte ich das gosse Glück, das ein Stationsarzt von meiner Abteilung, soviel Interesse an mir hatte, das er merkte, das etwas nicht stimmte mit mir. Es dauerte nur ein paar Wochen und ich hatte einen Therapieplatz in einer Psychiatrie ausserhalb von Hamburg. Es hiess, ich müsste mit ca 6 Wochen rechnen, in Wahrheit waren es aber 3 Monate.
So begann der Mühsame Weg der Therapien ...

Kapitel 8

ADHS und Schmerz

Ich will auch immer wieder betonen, das ich hier meine eigenen Erfahrungen und Eindrücke aufschreibe und das die Verläufe nicht immer gleich sind. Ich kann viele Parallelen zu meinen Kindern ziehen, hinzu kommen natürlich auch Charaktereigenschaften und Wesensart. Einige grundlegende Dinge sind aber auch typische Merkmale des **ADHS**.

Als meine Tochter damals getestet wurde, hatten wir auch schon einige aufregende Jahre hinter uns. Es ist natürlich oft schwer, Charakter, Lebensumstände und wirkliche Krankheit zu differenzieren. Ich glaube, das ist der Punkt, warum es manchmal so lange braucht ,um die richtige Diagnose zu stellen.
Ich denke auch nicht, das jedes Kind ,das lebhaft ist oder sich nicht konzentrieren kann gleich **ADHS** hat .

Eine Sache war für mich auch ganz bemerkenswert ; normal ist es ja so, wenn Kinder Dinge ausprobieren oder anfassen, die ihnen schaden, überlegen sie gut, ob sie es ein zweites Mal machen.
Meine Tochter musste alles mehrfach ausprobieren, weil sie das Erlebnis vom letzten Mal schon wieder vergessen hatte.
Meine Mutter erzählte mir oft , das ich es als Kind immer so

eilig hatte, das ich jeden Türdrücker mitnahm, aber es kaum noch bemerkte.

Ich stelle auch oft fest, das **ADHS**ler ein ganz anderes Schmerzempfinden haben. Ich habe manchmal riesige blaue Flecke und kann mich nicht erinnern, mich gestossen zu haben, dafür zucke ich bei einem kleinen Picks ziemlich zusammen. Ich habe ein grosses Tattoo im Nacken; der Tätowierer hatte längst angefangen, während ich mich fragte ‚wann er endlich beginnen wollte. Ich glaube , so richtig geheuer war ich ihm nicht. Er fragte zwischendurch immer wieder, ob alles gut sei und ich dachte bloss immer, mach einfach, je schneller sind wir fertig.

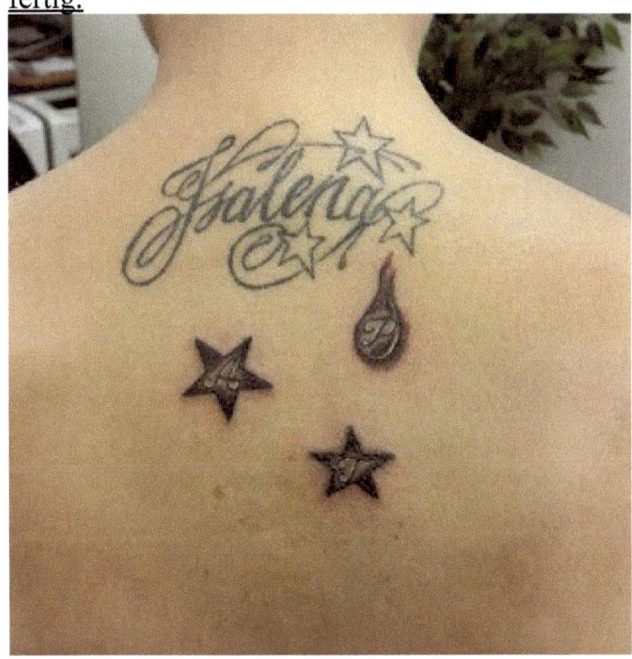

Ich erinnere mich an ein Erlebnis, vor ein paar Jahren in Hamburg. Ich hatte Feierabend und hatte anschliessend noch mit meiner Tochter einen Termin beim Arzt. Ich hatte es ziemlich eilig und rannte zum Parkplatz , als ich plötzlich umknickte. Ich fühlte einen stechenden Schmerz, lief aber weiter. Ich hatte keine Zeit für solche Nebensächlichkeiten .Ich war den ganzen Nachmittag unterwegs, holte meine Tochter vom Hort ab, fuhr zum Arzt ,Einkäufe machen und endlich nach Hause. Unsere Wohnung damals lag im ersten Stock. Ich wollte gerade die Treppe hochgehen ,da bemerkte ich, das ich keinen Schritt mehr gehen konnte. Der Knöchel war geschwollen und jeder Schritt tat höllisch weh. Ich konnte es garnicht fassen ,es war stundenlang her, das ich umgeknickt war und jetzt konnte ich plötzlich nicht mehr laufen.

Meine Tochter war 10 Jahre alt. Ihr bester Freund damals, wollte ihr zeigen wie man angelt. Ich war zuhause mit meiner anderen Tochter. Plötzlich rief mich meine Freundin an , die Mutter des Jungen. Sie war völlig aufgelöst und ich hatte wirklich Mühe zu verstehen, was passiert war. Fakt war, mit Nadine war irgendwas und ich sollte schnell kommen. Ich fuhr schnell hin und sah ,was passiert war. Nadine hatte wohl hinter ihrem Freund gestanden, weil der die Angel auswerfen wollte und ordentlich ausgeholt hatte.Er kam dann aber nicht weiter, weil die Angel irgendwo hängengeblieben war und suchte mit den Augen den nahegelegenden Baum ab. Meine Tochter hatte bis dahin noch kein Wort gesagt und zeigte nur ganz stoisch mit ihrem Finger auf ihren Arm.

Der Angelhaken hatte sich in ihrem Unterarm verhakt und sass bombenfest. Meine Freundin hatte sich wohl schon bemüht ihn zu lösen, was aber daran scheiterte, das sie erstens kein Blut sehen konnte und zweitens der Haken wirklich fest sass. Stolz

sagte sie dann aber zu mir, sie hätte schonmal die Angel abgeschnitten, bevor wir ins Krankenhaus fuhren. Meine Tochter hatte bis dahin noch nicht eine Träne vergossen. Wir fuhren also ins Krankenhaus, wo der Haken dann tatsächlich rausgeschnitten werden musste. Die Stelle wurde lokal betäubt, der Haken entfernt und alles mit 2 Stichen genäht.
Meine Tochter hatte fast keinen Mucks gemacht und war hinterher auch nur froh, das wir jetzt endlich nach Hause konnten. Sie meinte dann nur noch, das sie wohl so schnell nicht wieder Angeln gehen würde.

Diese totale Coolheit und Stärke stehen oftmals im grossen Kontrast zu der Sensibilität, die sehr ausgeprägt sein kann und lässt den **ADHS**ler oft als sehr launisch erscheinen.
Seine Antennen sind weit ausgefahren und er hat ein grosses Gespür für Stimmungen und Verhalten anderer Menschen.

Kapitel 9

ADHS und Tabletten

Ein weiterer wichtiger Punkt, ist für mich das Thema, **Tabletten nehmen oder nicht.** Ich finde, ein sehr umstrittenes Thema in der Gesellschaft.
Als meine Tochter damals die Diagnose bekam, überlegten wir lange mit dem Arzt, ob wir es mit der Klassenlehrerin besprechen oder lieber nicht. Die Tabletten hatten einen schlechten Ruf und jeder hatte seine eigene Meinung dazu.
Ich stellte ziemlich schnell fest , das viele Lehrer fast keine Informationen über ADHS hatten und haben, das Krankheitsbild garnicht kennen und darauf ihre Meinung aufbauen.
Wir beschlossen damals die Lehrerin meiner Tochter einzuweihen, weil wir dachten ‚das es einfacher für sie (meine Tochter) werden würde. Die Lehrerin war völlig entsetzt über die Tatsache, das Nadine jetzt Tabletten nehmen sollte und machte uns unmissverständlich klar, das sie das nicht unterstützen würde. Sie hätte in ihrer alten Klasse, ein Kind mit **Ritalin** gehabt und das hätte völlig lethargisch im Unterricht gesessen. Das war aber auch schon fast ihre ganze Weisheit über das Thema. Ich war echt erstaunt über ihre heftige Reaktion, blieb aber dabei, das meine Tochter jetzt Tabletten nehmen würde.
Später rief sie mich öfter an und erzählte mir, welche

erstaunlichen Fortschritte Nadine doch gemacht hätte und das es wie ein Wunder wäre. Die Tatsache, das Nadine jetzt Tabletten nahm, blieb völlig unberücksichtigt. Es wurde von ihrer Seite nie mehr erwähnt und alle Versuche, sie darauf aufmerksam zu machen, blieben ohne Reaktion.

Ich erlebe das jetzt auch wieder in der Schule, mit meinem Sohn. Er ist hier in der Schweiz, in einer **Integrationsklasse** ,was bedeutet ; weniger Kinder in einer Klasse und mehr Lehrer. Ich bin natürlich davon ausgegangen, das Lehrer, die in einer solchen Klasse Unterricht geben, über das Thema **ADHS** informiert sind. Ich stellte allerdings gleich beim ersten Gespräch fest, das die Lehrer nicht viel über dieses Thema wussten, was mich wirklich sehr erstaunte. Ich sass bei diesem Gespräch natürlich nicht aus Vergnügen mit den Lehrern zusammen, sondern,weil mir über das auffällige Verhalten von Leon berichtet werden sollte. Mein Sohn war auch anwesend und sollte sich zu den Punkten äussern. Ich muss dazu sagen, das die Punkte, die von den Lehrern angesprochen wurden, für mich nichts Neues waren; hatte ich ja zuhause teilweise die gleichen Schwierigkeiten und weiss eben auch über **ADHS** gut Bescheid; **im Gegensatz zu den Lehrern.**

Ich fand auch die Art und Weise, wie meinem Sohn gesagt wurde, wo seine Defizite liegen, einfach nur schrecklich. Ich stimmte in vielen Punkten den Lehrern innerlich zu ,aber konnte meinen Sohn nur noch verteidigen, weil er sich vor 3 Lehrern rechtfertigen sollte. Für mich war das nur ein Niedergemetzel und das liess ich nicht zu.

Ich möchte garnicht ins Detail gehen, wie dieses Gespräch verlaufen ist, aber ich war sichtlich genervt, auch über die Unkenntnis der Lehrer. Ich bot an, den Lehrern ein paar Bücher zu leihen, vielleicht waren sie interessiert, zumal ja noch andere **ADHS**ler in der Klasse sassen; es bestand kein Interesse.

Ich möchte damit sagen, wie können sich Menschen das Recht herausnehmen, über **ADHS** und alles was im Zusammenhang damit steht zu urteilen,wenn sie keine Ahnung haben???
In der alten Schule hier in der Schweiz, gab es eine Lehrerin, die mit Leon nicht zurecht kam. Ich wurde also zum Gespräch gebeten und mir wurde der gute Tipp gegeben, das ich meinem Sohn einfach mehr Tabletten geben könnte, damit er ruhiger würde. Solche Sätze machen mich wütend und sprachlos.
Es geht ja nicht darum, das man ein Kind mit Ritalin oder Concerta ruhigstellen will, sondern das es im Unterricht konzentrierter mitarbeiten kann und nicht so ablenkbar ist. Ich verwies die Lehrerin darauf und verneinte dies rigoros.
Für mich ist es keine Frage, ob meine Kinder Tabletten nehmen oder nicht. Ich habe die eigene Schulzeit als sehr quälend empfunden und weiss, das es für meine Kinder sehr viel einfacher ist, wenn sie ihre Tabletten dann auch regelmässig nehmen.
Ich musste auch mehrere Tabletten ausprobieren , um das richtige Medikament und die richtige Dosis zu finden. Es braucht manchmal seine Zeit, um für sich, das geeignete Medikament zu finden.Ganz schwierig ist es eben auch, wenn Eltern darüber uneinig sind, soll das Kind Tabletten nehmen oder nicht.

Mein Sohn kam nach den Ferien bei seinem Vater aus Hamburg wieder und offenbarte mir, das seine Tabletten viele Nebenwirkungen hätten und er sie jetzt nicht mehr nehmen würde. Ausserdem war er ziemlich empört, das ich ihn nicht darauf hingewiesen hätte. Ich versuchte ihm klar zu machen, das ich es bewusst verschwiegen hätte, weil alle Medikamente viele Nebenwirkungen haben und es manchmal besser wäre, es

nicht immer zu wissen. Für ihn war jetzt aber klar, das er einige der benannten Nebenwirkungen hatte.
Er nannte zum Beispiel Schlaflosigkeit, als eine Folge der Tabletten. Er hätte bei seinem Vater die letzten Nächte sehr schlecht geschlafen. Ich wies ihn darauf hin, das er in den Ferien, die Medikamente garnicht nehmen würde und es somit ziemlich unwahrscheinlich war, das es daher rührte. Er musste dem grummelnd zustimmen. Ein anderer Punkt war, das er weniger Appetit hätte. Ich sagte ihm, das er ja abends das ganze Pensum an Essen nachholen würde, da ich ja alle 10 min die Kühlschranktür hören würde und er auch an manchen Tagen mit Tabletten viel essen würde.
Ich erstickte die Diskussion anschliessend im Keim und verwies auf den Arzt, den er beim nächsten Termin alle seine Fragen stellen könnte, aber das er solange die Tabletten jetzt weiternehmen müsste.

Ich erfuhr natürlich im nachhinein, das der Hinweis mit den Nebenwirkungen von seinem Vater kam, was ich mir schon gedacht hatte, da er ja schon Mühe hatte, zu akzeptieren,das sein Sohn **ADHS** hat.
Viele Leute reagieren auf das Wort **ADHS**, als hätte man eine ansteckende Krankheit und man täte besser daran, auf Distanz zu gehen .

Meine Tochter ist jetzt erwachsen und hat sich entschieden, keine Tabletten mehr zu nehmen. Ich hatte anfänglich wirklich Mühe mit ihrer Einstellung, denke aber, das es im Erwachsenenalter jedem selbst überlassen werden muss.
Ich für meinen Teil, möchte nicht mehr ohne Tabletten auskommen, merke ich doch immer wieder, wieviel konzentrierter ich damit bin. Ich kann auch in einigen Situationen schneller runterfahren, durch die Einnahme der Tabletten . Das ist für mich ein ganz auschlaggebender Punkt.

Es ist ja nicht so, das ich jetzt eine ruhige, ausgeglichende Persönlichkeit bin, die alles unter Kontrolle hat, sondern es gibt immer noch genug Momente, die mich aufwühlen, erhitzen ,aufregen usw. Ich kann die Dinge aber anschliessend sachlicher beurteilen und steigere mich nicht mehr so darein

Kapitel 10

ADHS und Beziehung

Ein sehr heikles Thema; der **ADHS**ler in Beziehung zu einem anderen Menschen. Ich kann hier nur wenig Tipps geben, wie soetwas gut funktionieren kann, aber habe natürlich viele eigene Erfahrungen machen können. Es ist sehr wichtig, welchen Gegenpart man wählt , um eine gesunde Beziehung führen zu können. Ich kann nicht sagen, ob meine Wahl eine andere gewesen wäre, hätte ich schon viel früher von meinem **ADHS** gewusst, aber mit meinem heutigen Wissen, denke ich wohl eher schon .
Einen Partner, den man sich aussucht, hängt von verschiedenen Lebensumständen ab, eigene Situation , ob man stabil ist, mit sich im Reinen usw.
Mein EX- Partner und ich, lernten uns damals tatsächlich in einer Diskothek kennen. Ich war zu dem Zeitpunkt an einem Tiefpunkt meines Lebens angekommen und hatte mich an diesem Abend von einer Freundin überreden lassen, sie dorthin zu begleiten. Meine Laune war nicht sehr gut und eigentlich hatte ich keine grosse Lust. Hinzu kam, das wir noch mitten in eine Single-Party reingerieten und ich, ehe ich mich versah, eine Nummer an meiner Brust kleben hatte. **Wir** trafen uns bei einem Spiel, das die Veranstalter arrangiert hatten.
Er sah gut aus, verbreitete gute Laune und beggnete mir mit viel Charme . Ich war an diesem Abend sehr empfänglich dafür

und saugte die Schmeicheleien nur so auf. Wir tauschten am Ende des Abends Telefonnummern aus und er versprach mir, mich am nächsten Tag anzurufen. Ich war sehr desillusioniert, was Männer anging, war auch garnicht bereit für eine Beziehung und hakte es innerlich eigentlich schon ab. Glaubte eigentlich auch nicht daran, das er wirklich anrief.

Ich war zu der Zeit , seit 2 Jahren von meinem Ehemann getrennt und hatte zwei kleine Kinder , die 3 und 4 waren. Die Trennung war alles andere als schön verlaufen, zudem war meine jüngere Tochter, ein Jahr zuvor an Krebs erkrankt und hatte gerade ihre letzte Therapie erhalten.
Es war ein sehr schweres Jahr gewesen, physisch und psychisch und ich war alleinerziehend. In dieser Situation sehnte ich mich wohl unbewusst nach etwas Halt.
Ich möchte jetzt bewusst nicht auf die Erkrankungen meiner Tochter eingehen, weil es ein anderes und umfangreiches Thema ist, das ich hier nicht zum Mittelpunkt machen möchte. Ich wollte einfach meine damalige Lebenssituation darstellen.
Er rief mich tatsächlich pünktlich am nächsten Tag an und so begann unsere Beziehung.

Ich bemerkte von Beginn an, das nicht alles rosig war, aber er akzeptierte meine Kinder und war ehrlich um mich bemüht. Ich hörte nicht auf meinen Bauch, der schon damals Warnsignale gab. Ich ignorierte sie einfach. *(Intuition bei ADHS, wird ein weiteres Thema hier werden.)*
Er ging oft über meine Bedürfnisse hinweg, tolerierte meine Grenzen nicht, liess ein **NEIN** selten gelten. Es war immer ein bisschen zuviel von Allem, aber er konnte andere Menschen gut mit seinem Charme einwickeln und mich als die Schuldige dastehen lassen . Ich hörte oft Sätze wie," was hast du denn, ein so netter Mann, er putzt die Fenster , geht zu Elternabenden usw." Ein Traum von Mann.

Ich hatte damals soviel Selbstzweifel, das ich natürlich auch immer überlegte, wieso ich das nicht so sah, was mit mir nicht stimmte. Ich war mit vielen Sachen ziemlich überfordert und fühlte mich bei vielen Dingen hilflos. Ich liess mich auch oft zu Dingen verleiten, die ich garnicht wollte.
Obwohl ich merkte, das die Beziehung nicht harmonisch war, liess ich mich überreden, ein gemeinsames Haus zu kaufen. Wir bekamen unseren gemeinsamen Sohn, obwohl ich von Anfang an gesagt hatte, das ich kein 3. Kind wollte. Zu sehr hatte ich die Angst, das es wieder krank sein würde . Ich bemerkte nicht, das ich mich total manipulieren liess und er mich nur fester an sich binden wollte.
Ich arbeitete zu 60% als Krankenschwester, hatte 3 Kinder, das Haus und viele Arzttermine mit meiner Tochter. Ich verlor mich immer mehr, wusste garnicht mehr, was ich wollte, wo ich stand. Ich entwickelte Ängste, mochte nicht mehr Auto fahren, traute mir einfach nichts mehr zu. Zu dem Zeitpunkt mutierte ich immer mehr zur nörgelnden Hausfrau. Ich merkte selber, das ich mich in Dinge immer mehr reinsteigerte, konnte es aber nicht stoppen. Ich redete auch immer wieder von Trennung, konnte mich nicht durchsetzen und alles war halbherzig. So sehr ich meine Ruhe wollte, so sehr fürchtete ich mich auch davor. Das schwindene Selbstwertgefühl verstärkte meine Angst. Ich fühlte mich hilflos, schrie herum und merkte selber, das ich eher hysterisch wirkte. Ich hatte das Gefühl, nichts mehr unter Kontrolle zu haben und mein Ex bestärkte mich darin.
Das einzige Mal, wo ich wohl wirklich noch auf meinen Bauch hörte , als ich seinen Heiratsantrag ablehnte. Einem Narzisten zu sagen, man wolle ihn nicht heiraten, mir war zu dem Zeitpunkt nicht klar , was das bedeutete.
Ich konnte mich nicht abgrenzen, liess mich ständig provozieren, wusste er doch sehr gut, wo man die Hebel

ansetzten musste. Ich reagierte, wie er es erwartete, um mich dann als psychisch krank darzustellen.
Es geht mir bei meiner Darstellung hier, nicht darum, über meinen Ex-Partner herzuziehen, sondern wie diese Konstellation dazu führte, alle negativen Seiten von mir hervorzurufen. Ich reagierte auf ihn, wie ich es zuhause gelernt hatte. Hilflosigkeit, Schreien, Weinen ,Verzweiflung. Je kleiner ich wurde, desto strahlender wurde er nach aussen und stellte sich im besten Licht da.

"ER UNTERSTÜTZTE SEINE PSYCHISCH KRANKE FREUNDIN;NAHM IHR ALLES AB;WEIL SIE OHNE IHN JA GARNICHT ZURECHT KAM"

Der einzige Mensch, der sich nicht von ihm blenden liess ,war meine beste Freundin. Sie versuchte mir die Augen zu öffnen, erzählte mir, das er sogar sie versucht hatte dazu zu bringen, mich als psychisch krank zu sehen. Sie führte mir vor Augen, wie er mich manipulierte und mich vor anderen blossstellte. Meine eigenen Gefühle nahm ich garnicht mehr wahr, traute mir selber nichts mehr zu.
Unsere Streitigkeiten eskalierten immer mehr und ich wollte immer stärker eine zumindestens räumliche Trennung, obwohl ich auch Angst davor hatte.
Ich weiss nicht mehr genau, was der Auslöser war, aber eines Tages eröffnete er mir, das er jetzt erstmal ausziehen würde und dann eine Wohnung suche .Ich war sehr überrascht; kam es doch sehr plötzlich, war er vorher sehr dagegen gewesen .So sehr ich es mir gewünscht hatte, soviel Angst hatte ich auch vor dem Unbekannten.
Instinktiv fühlte ich auch, das es dafür einen Auslöser geben musste, vertraute mir aber auch da wieder nicht und wischte meine Zweifel beiseite.(Er hatte zu dem Zeitpunkt schon eine andere Frau kennengelernt .)

Ich spreche hier tatsächlich von einem Lebensabschnitt von 12 Jahren.
Wäre mein Selbstwertgefühl und Vertrauen in mir nicht schon in meiner Jugend immer weiter untergraben worden, hätte ich vielleicht einen ganz anderen Weg gewählt oder ich hätte diese Beziehung viel früher beendet. Das Positive aus dieser Beziehung ist natürlich mein Sohn. Auch mit **ADHS** gesegnet, mitten in der Pubertät und strotzt vor Selbstbewusstsein. Ich will nicht sagen, das ich immer adäquat auf ihn reagiere, ihn nicht manchmal auch runterputze, aber ich versuche immer einen Weg zu finden, ihm nicht das Gefühl zu geben, das er nichts wert oder ein Versager ist.
Es war ein langer Weg aus dieser Beziehung auszusteigen und Schritt für Schritt mein Selbstvertauen zu erlangen,

fühlte ich mich anfangs total verloren.
An meiner Seite aber immer, meine beste Freundin, sie ist wirklich mit mir durch dick und dünn gegangen und stand in Allem hinter mir. Ich wüsste nicht, wie ich das ganze Drama, das anschliessend folgte, ohne ihre Hilfe überstanden hätte.
Ich nahm sofort nach der Trennung innerhalb 14 Tage 8 Kilo ab und war einfach nur noch dünn. Ich konnte nichts mehr essen.
Viele **ADHS**ler reagieren mit Abhängigkeiten, wenn ihr Leben aus den Fugen gerät oder sie eine tiefe Leere spüren.
Zigaretten, Hasch, Alkohol, Essen (zuviel,zuwenig), alles excessiv. Ich will immer wieder darauf hinweisen, wie wichtig es ist, die Diagnose zu kennen, Hilfe anzunehmen und gegebenfalls Tabletten zu nehmen. Man kommt aus diesem Kreislauf oft alleine nicht raus, hat man ja keinen Filter, niemanden, der die Negativgedanken stoppt.

Auch heute begegne ich einigen Situationen noch viel zu emotional, kann mich nicht stoppen in diesen Momenten. Es gelingt mir aber immer mehr, meine Situation zu überblicken,

mich erstmal zu distanzieren, mich selber runterzufahren. Aber wie gesagt, nicht immer.
Früher habe ich oft alles sofort in Frage gestellt,wenn ich mich hilflos fühlte, keinen Ausweg sah. Kannte oft keine Zwischentöne, nur schwarz oder weiss .Inzwischen kann ich dieses Verhalten besser steuern.

Kapitel 11
ADHS und INTUITION

Als ich mir überlegt habe, diesen Blog zu machen, kam es mir darauf an, unterhaltend zu erklären,
was ist **ADHS** .Ich selber habe viele Bücher über dieses Thema gelesen, stellte aber immer wieder fest, das mich mehr die Fallbeispiele interessierten, als die puren Fakten. Ich konnte mich besser identifizieren, nachempfinden, was es bedeutet. In vielen Büchern wird das Thema oft trocken dargestellt , was für einen **ADHS**ler ja mindestens so interessant ist, wie das Wetter auf der anderen Seite der Weltkugel. *(Wobei ich das auch spannend finde , das hat aber persönliche Gründe)*

Diese Beziehung , die ich hier beschrieben habe, ist jetzt 8 Jahre her. Seitdem hatte ich keine ernsthafte Beziehung mehr. Es gibt seit 5 Jahren einen Mann in meinem Herzen, aber wir müssen sehr viele Umwege gehen und ich denke oft, das ich mich erstmal entwickeln musste, wieder rausfinden, wer ich bin und was ich will, damit wir einen gemeinsamen Weg gehen können.
Der Weg eines **ADHS**lers verläuft selten gerade, immer mit vielen Höhen und Tiefen .Er steht sich oft selbst im Weg, ist zu ungeduldig und weiss oft nicht, wo er beginnen soll.

Ich werde immer Tage haben, in denen ich denke, die Welt geht unter , aber aus Erfahrung weiss ich ,das der nächste Tag wieder ganz anders aussehen kann und das ich das aushalte.

Als **ADHS**ler hat man ja oft wenig Vertrauen in sich selber, deswegen ist es oft schwer, anderen Menschen zu vertrauen. Ich gehe oft von meiner eigenen Stimmung aus, denke, das es anderen auch so geht, merke aber, das andere Menschen nicht diese Schwankungen in ihrer Stimmungslage haben.
Da meine Kinder eben auch **ADHS** haben, bin ich es gewohnt, das es oft Stimmungsschwankungen gibt, habe meine Antennen immer ausgefahren, um entsprechend reagieren zu können. Das prägt einen natürlich auch im Umgang mit anderen Menschen.

Ich musste während meiner Therapiestunden hier lernen, das ein Mensch mit **ADHS** oft ein grosses Gespür für Stimmungen und Athmosphäre hat, das er intuitiv spürt, was richtig für ihn ist. Das Problem ist, das er nicht gelernt hat, dem zu vertrauen oder zu selten darauf vertraut.

Ich war damals Anfang 30. Eine Freundin hatte mich gefragt ‚ob ich mit ihr in den Urlaub fahren würde, sie wollte nach Spanien. Da ich dringend eine Auszeit brauchte, war das für mich eine gute Gelegenheit mal rauszukommen. Ein Bekannter von ihr, war auch dort und mietete sich im selben Hotel ein. Wir planten einen Tag einen Ausflug zu einem nahegelegenen Vogelpark, der hoch auf einem Berg lag. Der Bekannte meiner Freundin hatte sich ein Motorrad gemietet und wollte uns abwechselnd dort hoch fahren. Der Weg dorthin ging über viele steile Serpentinen. Ich war ehrlich gesagt froh, als ich oben angekommen war. Abends sollte es zurückgehen. Diesmal sollte ich als erstes mitfahren, anschliessend wollte er meine Freundin holen. Ich sass schon hinten bei ihm auf dem Motorrad und hatte plötzlich ein ganz mulmiges Gefühl, ich wurde richtig panisch. Ich sah den Bus in einiger Entfernung stehen, der auch nach unten fuhr und beschloss damit zu fahren. Ich sprang also wieder ab und rannte zum Bus. Ich war total erleichtert, als ich im Bus sass. Plötzlich sahen wir vor uns einen Unfall, es musste gerade passiert sein. Der Bus fuhr langsam an der Unfallstelle vorbei, war es ja doch sehr eng dort. Ich sah ein Motorrad und daneben meine Freundin liegen. Ihr Bekannter stand aufrecht, ich konnte nicht erkennen, ob ihm was passiert war. Mir wurde heiss und kalt und ich dachte nur", eigentlich würdest du dort liegen,wenn du nicht so ein mulmiges Gefühl gehabt hättest". Ich muss oft an diesen Tag denken, hat es mir doch gezeigt, wie wichtig es war, auf mein Gefühl zu vertrauen.

Ich habe es manchmal bei fremden Menschen, ich unterhalte mich mit ihnen und plötzlich merke ich, das ich sofort weg muss von dieser Person, das irgendwas ganz komisch ist. Nun kann man ja nicht in jeder Situation einfach flüchten, aber mein Gefühl gibt mir meistens recht. Oft ist es eben so, das ich versuche Menschen und Situationen offen zu begegnen und vieles zur Seite schiebe. Fast jeder Mensch bekommt von mir auch eine 2. und 3. Chance, je nachdem was vorgefallen ist. Mir wird das oft als Gutgläubigkeit oder Naivität ausgelegt, dabei denke ich oft, das bei jedem Menschen ein Grund vorhanden sein muss, sich so oder so zu verhalten. Wenn ich merke ,das diese Menschen nur versuchen , mir zu schaden und hinterlistig sind, dann ist es schlagartig vorbei. Es gibt dann kein Zurück mehr. Da hat ein **ADHSler plötzlich das Gedächnis eines Elefanten.**

Ich habe natürlich im Laufe der Jahre gemerkt, das man nicht jedem gefallen muss und auch nicht jeder Mensch mir gefällt, von daher ist es keine grosse Katastrophe mehr, wenn mir solche Menschen begegnen.

Es passiert mir auch oft, das ich plötzlich an jemanden denken muss , den ich schon lange nicht gesehen oder gehört habe und plötzlich kriege ich eine Nachricht oder er steht vor mir.

Mein Ex- Partner und ich waren nicht verheiratet und somit hatte ich als Mutter damals das alleinige Sorgerecht. Er bat mich mit ihm zum Amt zu gehen , um ein gemeinsames Sorgerecht zu beantragen, brauchte er meine Genehmigung dazu. Unsere Situation war damals schon sehr angespannt und ich war hin- und- hergerissen. In seiner typischen Art und Weise legte er mir die Vorteile nahe und appelierte an mein Mitgefühl. Ich liess mich also wiedermal überreden dazu und wir machten einen Termin. Wir sassen im Raum bei der Angestellten und sie klärte uns über Rechte und Pflichten auf. Ich merkte plötzlich eine ganz starke Abwehr in mir. Mein Inneres schrie die ganze Zeit " mach es nicht ", aber Kopf und Anstand brachten mich dazu, dem Antrag nachzukommen und zu unterschreiben. Beim Verlassen der Behörde fühlte ich mich wie nach einem Boxkampf, ich fühlte mich, als hätte ich mein Todesurteil unterschrieben.

Die spätere Trennung und der Machtkampf anschliessend gaben mir recht. Ich bereute nichts so sehr,
wie das Unterschreiben dieses gemeinsamen Sorgerechts. Ich ärgerte mich sehr, nicht auf mein ungutes Gefühl gehört zu haben. Auch die Beamtin hatte es bemerkt , sie wies mich extra nochmals daraufhin, das so ein Schritt gut überlegt werden müsste.Ich unterschrieb trotzdem...

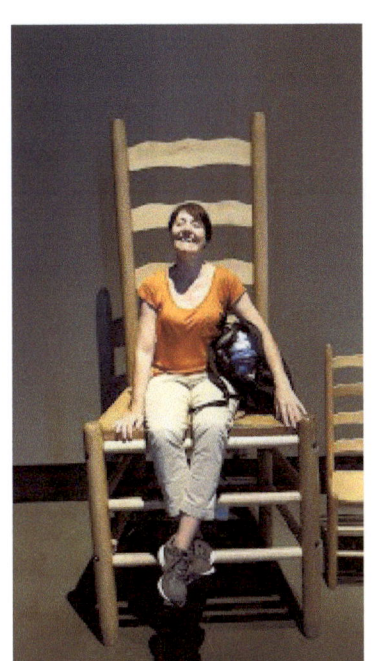

Kapitel 12

Humor und Empathie

Ich habe jetzt auf den letzten Seiten immer wieder versucht darzustellen, was einen **ADHS**ler ausmacht, wo seine Schwachpunkte liegen und warum es oft so schwierig ist, eine richtige Diagnose zu stellen. Es ist wie mit allen Krankheiten; jeder erkennt sich ein Stück weit wieder, viele Symptome vermischen sich und es braucht einen kühlen Kopf, nicht alle Krankheiten dieser Welt zu haben.
Ich bin Krankenschwester, wie ihr ja wisst und mit jeder neuen Diagnose, mit der ich in der Ausbildung konfrontiert wurde, konnte ich mich ein Stück weit identifizieren .Ich musste wirklich aufpassen, nicht irgendwann als Hypochonder dazustehen. Zum Glück ging es fast allen so.

Einer unserer Chirurgen erzählte uns mal eine Geschichte, die er selbst erlebt hatte. Folgendes "Er unterrichtete natürlich nicht nur Schwesternschüler, sondern auch Studenten. Sein Fachgebiet war Urologie. Das Thema war der Hodentumor . Er erklärte den Studenten, wie man selber Vorsorge treffen und sich abtasten könnte. Ein paar Tage später kam dann ein Student zu ihm und wollte ihn unter 4 Augen sprechen. Er druckste herum und wollte nicht ganz mit der Sprache raus, war es ihm doch ein wenig peinlich. Der Student hatte den Rat des Chirurgen befolgt und sich abgetastet und war jetzt der

Meinung, er hätte eine Schwellung entdeckt , die auf einen Tumor hinweisen könnte. Der Chirurg fragte ihn daraufhin , wie oft er sich denn abgetastet hätte und der Student erwiderte, das es wohl täglich war , seitdem es Thema im Unterricht gewesen wäre. Der Chirurg versuchte dann ernsthaft zu bleiben und gab ihm den guten Rat, das Abtasten vielleicht mal eine Weile zu pausieren und abzuwarten, ob die Schwellung nicht von selbst zurückgehen würde. Der Student konnte das nach ein paar Tagen bejahen. Ich will damit sagen , das es manchmal leicht ist ,sich in etwas reinzusteigern.

Was ich mittlerweile als grossen Vorteil ansehe , ist mein Humor .Ich stelle fest , das man einigen Situationen besser mit Humor begegnet, als sich darin fallen zu lassen. Ich erlebe es oft , das ich Patienten , die traurig sind, aus ihrem Tief hervorholen kann , wenn ich die richtige Dosis an Humor anwende. Es geht nicht bei jedem Patienten und man muss es gut abwägen, aber viele Patienten haben sich bei mir bedankt dafür , das ich sie zum Lachen gebracht habe und sie etwas aufmuntern konnte .

Ich hatte ja schon erwähnt , das **ADHS**ler oft sehr ambivalent sein können. Es gibt Dinge , da steigern sie sich ganz fürchterlich rein , dann widerrum sind sie so sorglos, das andere oft ein bisschen geschockt sind. Das hat durchaus auch positive Aspekte und entschärft einige Situationen.
Ich habe manchmal die Angewohnheit, Dinge bis an die Grenze auszureizen und zu gucken , was passiert, mache mir aber auch nicht grossartig Gedanken darüber.Wozu auch, mein Kopf ist eh voll genug....

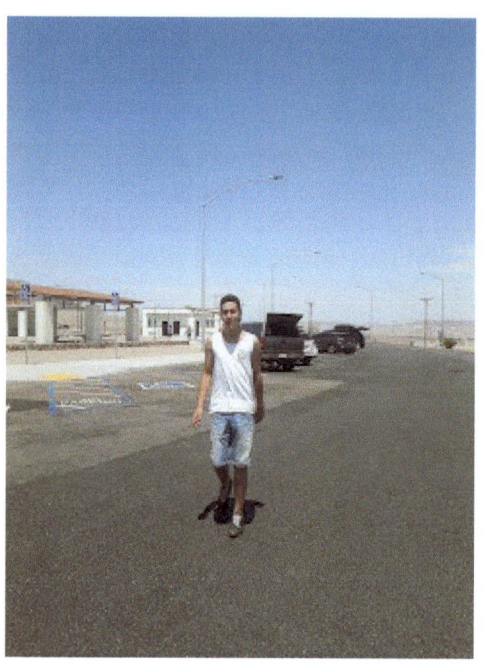

Meine jüngere Tochter war bei uns zu Besuch in der Schweiz. Wir wollten in ein Tierheim fahren, das im französischen Teil der Schweiz lag. Ich hatte mir die ungefähre Lage vorher auf der Karte angeguckt und wollte erst kurz vor dem Ziel den Navi einschalten. Wir waren ca 5 km entfernt und ich schaltete den Navi ein und stellte dann fest, das der Navi keinen französischen Teil beinhaltete.
Wir waren etwas ratlos und fuhren herum, um vielleicht so die Strasse zu finden. Im Grunde war uns allen klar, das wir das Tierheim nicht finden würden, verfügt doch keiner von uns wirklich über Orientierungssinn. Zu allem Überfluss stellten wir fest, das meine Tankanzeige gen 0 ging und ich hatte keine Ahnung über wieviel Benzin wir noch verfügten. Ich versuchte recht cool zu bleiben, gab es ja im Leben Schlimmeres. Meine Kinder sahen das nicht ganz so gelassen und drängelten jetzt, das wir unbedingt eine Tankstelle suchen müssten. Das sah ich

ein, war ich aber nicht ganz so in Panik wie sie. Ich fuhr extra langsam, um den Rest an Benzin zu sparen. In weiter Ferne sahen wir eine Tankstelle, die aber nur mit Kreditkarte und Geheimnummer funktionierte. Ich musste meinen Kinder leider mitteilen, das ich die Geheimnummer nicht wüsste und wir eine neue suchen müssten.

Wieder lautes Geschreie im Hintergrund, ob das jetzt mein Ernst wäre und es könnte doch wohl nicht wahr sein. Doch, es war so und ich konnte diese Panik auch nicht ganz nachvollziehen, erschien es mir etwas übertrieben. Wir fanden schliesslich eine Tankstelle, an der Schlangen von Autos standen und ich konnte sehen, das ich auch hier wieder mit Kreditkarte zahlen musste. Mittlerweile hatte ich aber keine Wahl mehr, ich tankte und hoffte darauf, das ich ohne Geheimnummer zahlen konnte. Dem war so und meine Kinder waren sehr erleichtert. Nach einer weiteren Stunde im Auto (allerdings schon der Rückweg, das Tierheim hatten wir inzwischen völlig vergessen) mussten wir doch alle herzlich lachen über die ganze Situation. Seit dem Tag, achtet mein Sohn immer auf die Tankanzeige, wobei es uns in den USA, mit einem fremden Auto, ein weiteres Mal passierte....

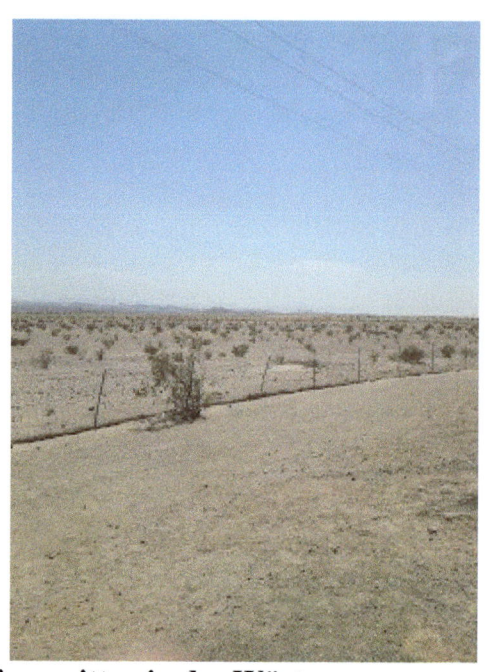

und zwar hier...mitten in der Wüste....

Eine andere Geschichte ereignete sich vor ca 20 Jahren . Meine Mutter kommt aus Mecklenburg- Vorpommern, was damals noch DDR war. Ihre ganze Familie wohnte dort , in einem wirklich kleinen Dorf . Mein Opa war schon Jahre vorher gestorben und jetzt mussten wir leider auch meine Oma beerdigen. Einzig meine Grosstante, die Schwester meiner Oma, lebte auch in Hamburg .Meine Grosstante war ihr Leben lang Single gewesen und konnte oft sehr stur und herrisch sein, sie wusste auf jedenfall, was sie wollte . Wir beschlossen zusammen zu der Beerdigung meiner Oma zu fahren und holten sie von Zuhause ab. Man muss noch erwähnen , das sie sehr schwerhörig war und meistens nur die Hälfte mitbekam. Die Fahrt sollte ungefähr 4 Stunden dauern und wir fuhren früh los. Meine Mutter und ich unterhielten uns vorne , wollte meine Tante doch hinten sitzen.

Irgendwann mitten in der Unterhaltung , stellte ich plötzlich fest, das wir uns scheinbar total verfahren hatten , waren wir schon kurz vor Berlin. Ich hatte irgendwo eine Abzweigung verpasst und wir mussten jetzt das ganze Stück zurückfahren . Wir fuhren kurz einen Rastplatz an und erklärten es meiner Tante. Sie nahm es ohne grosse Gefühlsregung zur Kenntnis und wir fuhren weiter . Sie sass wie Queen Elizabeth hinten im Auto, keine Miene wurde verzogen und meine Mutter und ich bekamen plötzlich einen absoluten Lachanfall . Wir kriegten uns garnicht mehr ein und immer wenn ich nach hinten guckte, musste ich erneut lachen .Sie nahm die ganze Situation mit einer Gelassenheit ,es war köstlich...

Vor ca 4 Jahren , meine Tochter war wieder mal im Krankenhaus und es ging ihr nicht nur körperlich , sondern auch psychisch sehr schlecht . Mein Sohn und ich lebten zu der Zeit schon in der Schweiz und versuchten sooft wie möglich nach Hamburg zu kommen. Es war mal wieder soweit und wir flogen nach Hamburg , hatte ich schon am Telefon gehört , das es ihr nicht besonders gut ging.Ich kam im Krankenhaus an und die Schwestern sprachen mich auf ihren Gemütszustand an. Sie redete einfach seit Tagen nicht mehr und auch sonst hatte sie keine grosse Motivation aufzustehen. Sie freute sich sehr, als ich kam ,ich bemerkte aber auch gleich, das die Schwestern nicht übertrieben hatten. Ich versuchte mich mit ihr zu unterhalten , was sehr einseitig war und schaffte es immerhin, sie zum Aufstehen zu bewegen.
  Ich hatte meine Tasche unten auf den Fussboden gestellt und wollte noch kurz etwas heraus holen bevor wir gingen. Ich bückte mich also , kam wieder hoch und knallte mit dem Kopf heftig gegen einen Verteilerkasten . Ich kann nur sagen , das es wirklich weh tat und mein Kopf ziemlich brummte. Doch plötzlich hörte ich ein heftiges Lachen , meine Tochter kriegte

sich überhaupt nicht mehr ein und obwohl es sehr schmerzte ,war ich froh , das es ihr besser ging. Ich sagte dann aber zu ihr , das ich in Zukunft wohl hoffentlich nicht erst die Treppe runterfallen müsste, damit es ihr gut ginge. Sie lachte noch den ganzen Abend über die Situation und später konnte ich auch mitlachen.

Kapitel 13

ADHS und STRUKTUR

Soo heute ist es soweit, Ordnung und /oder Chaos des **ADHSlers**. Ich kann von mir aus sagen, es ist machbar. Ich habe mal erzählt, das ich nach Feststellung meiner Diagnose, eine Gruppe besuchte, die nur aus **ADHSlern** bestand. Alle waren sehr unterschiedlich struktuiert, hatten mal mehr und mal weniger Talent für Ordnung. Einer aus der Gruppe meinte zu mir, ich hätte wohl garkein **ADHS**, wenn ich es schaffen würde, meine Wohnung / Haus aufzuräumen und sauberzuhalten .Ich erwiderte ihm, das ich mit 3 Kindern wohl keine andere Wahl hätte, wollte ich nicht im totalem Chaos versinken. Ich glaube, meine Mutter hat wohl recht früh daran gearbeitet, das ich hinter mir aufräume. Ich kann mich ehrlich gesagt überhaupt nicht daran erinnern, ob ich Ordnung gehalten habe oder sie, aber mein Zimmer sah immer passabel aus.

In späteren Jahren habe ich meine eigenen **Strategien** entwickelt, eine **Struktur** in den Haushalt zu bekommen. Es war keineswegs so leicht, wie es sich anhört, da meine Kinder dann ja auch nicht alles so liessen, wie ich es vorher geordnet hatte.
Immer wenn ich Frühdienst hatte und das hiess um 5 Uhr aufstehen, bereitete ich abends alles vor. Die Kaffeemaschine

wurde schon befüllt , Pads oder anfangs mit Pulver , so das ich morgens nur auf den Knopf drücken musste. Fürs Frühstück hatte ich alles hingestellt ,was nicht verderben konnte, meine Anziehsachen lagen im Bad bereit . Ich hatte morgens immer den gleichen Ablauf, das war ganz wichtig für mich. Heute mit Tabletten, ist es nicht mehr ganz so strickt , obwohl ich schon noch meine Rituale habe. Ich konnte z.B. morgens einfach nicht die Kaffeemaschine mit Wasser befüllen, weil ich motorisch einfach noch nicht in der Lage dazu war, meistens goss ich die Hälfte daneben und musste dann noch putzen. Eine Sache , die auch garnicht ging, wenn jemand morgens mit mir aufstand und sich dann auch noch unterhalten wollte. Mein Kopf war garnicht in der Lage um diese Uhrzeit schon ein Gespräch zu führen und da ich kaum oder garnicht antwortete , liessen mich zum Glück morgens alle in Ruhe. Ich weiss, das klingt schrecklich, aber ich konnte es nicht ändern.

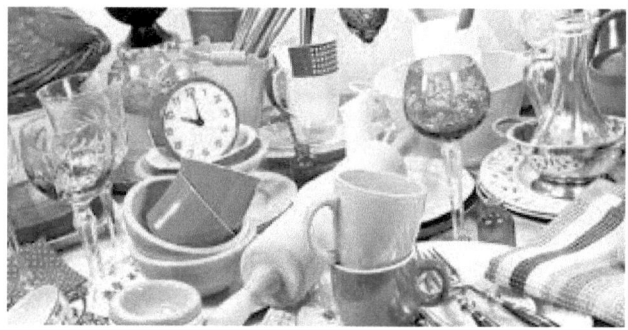

Als ich noch jünger war und zuhause bei meinen Eltern lebte , musste meine Mutter auch recht früh aufstehen. Ich war schon immer ein Frühaufsteher gewesen , mochte nur morgens einfach nicht reden. Meine Mutter und ich frühstückten jeden Morgen zusammen und sassen uns am Tisch gegenüber. In aller Regelmässigkeit schwärmte sie morgens von ihren Blumen und

ich liess sie...bis zu dem Zeitpunkt, wo sie mich in dieses Gespräch einbinden wollte, dann wars vorbei. Ich hatte ihr schon mehrfach erklärt, das ich diese Gespräche morgens nicht führen könnte und ich einfach nur stumm mein Frühstück verzehren wollte . Das hielt dann für ein paar Tage an und begann wieder von Neuem.
Ich will nicht sagen , das ich jetzt mit Tabletten ein rund um neuer Mensch bin, aber vieles hat sich wirklich verbessert. Ich fahre einfach nicht mehr so schnell aus der Haut und kann sogar morgens angesprochen werden.
Ich hatte mir angewöhnt , sofort nach den Mahlzeiten abzuwaschen , meine Kleidung immer gleich in den Schrank zu räumen, weil ich wusste, das ich es später nicht mehr machen würde. Meine Töchter mussten sich in der alten Wohnung eine Zeitlang ein Zimmer teilen und man konnte sofort sehen, wessen Seite wem gehörte. Die eine Seite war penibel ordentlich , während die andere Seite aussah, als hätte eine Bombe eingeschlagen.

Mein Ex- Freund warf mir irgendwann mal vor , ich hätte einen Putzfimmel, was so tatsächlich nicht stimmte. Ich glaube, er hatte keine Ahnung , wie anstrengend das alles für mich war, zudem er mir wirklich keine grosse Hilfe im Haushalt war. War es zuviel verlangt , das man seine Schuhe auszog, wenn ich gerade gesaugt und gewischt hatte, ich denke **NEIN.**
Ich war auch für sämtliche Termine und Geburtstage zuständig, hatte einen grossen Kalender an die Wand gehängt, auf dem jedes Familienmitglied seine Termine stehen hatte. Das Problem war nur, das ich die einzige war, die auch darauf guckte. Ich weiss, das viele Mütter für diese Dinge zuständig sind, aber für jemanden mit **ADHS** noch mal doppelt schwer. War ich mit Saubermachen fertig, war es für mich wirklich eine Strafe, wenn alle Familienmitglieder nacheinander kamen und alles wieder verwüsteten. Ich war so manches Mal kurz vorm

Heulen.

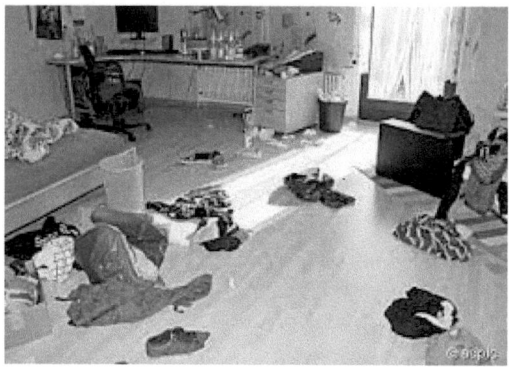

Ich werde den Tag nie vergessen , als ich eines Tages von der Arbeit nach Hause kam und meine Tochter stand freudestrahlend in der Tür und sagte, sie hätte eine Überraschung für mich. Es ist nicht so, das ich es nicht auch süss finde und gerührt bin, aber diese Überraschung liess mich all meine Selbstbeherrschung vergessen. Ich hatte gearbeitet, war müde und wollte eigentlich einen Augenblick auf die Couch. Wir hatten damals einen ziemlich langen Flur, bestimmt 6-8 Meter lang, von dort ging ganz am Ende der ganze Wohnbereich ab. Vorne in der Haustür sah ich schon die ersten Mehl-und Teigspuren, meine Tochter hatte auch überall in den Haaren Mehl kleben und dann kam ich in der Küche an und konnte nur noch ausflippen, wusste ich ja, das ich das alles putzen musste. Es gab nicht eine freie Stelle, die nicht von Mehl oder Teig übersät war, an den Wänden, den Haushaltsgeräten überall. Meine Tochter war dabei, mir einen Kuchen zu backen .

Ich hatte damals noch nicht die Technik und Geduld, um erstmal tief Luft zu holen und ein bisschen Zeit verstreichen zu lassen , es polterte direkt aus mir raus. Es ist nicht leicht die Ruhe zu bewahren in einer solchen Situation und hinterher tat es mir auch leid , aber ich war in dem Moment komplett überfordert mit der ganzen Situation.

Womit ich wirklich meine Probleme hatte und habe , sind Papiere zu ordnen. Ich kann es und krieg es auch hin, muss mich darauf aber seelisch vorbereiten. Manchmal brauche ich ein paar Tage, um wirklich anzufangen, habe aber dann schon die Papiere hin-und-hergeordnet und immer wieder auf verschiedene Stapel gepackt, was das ganze natürlich nicht besser macht. Ich habe oft versucht, mich selbst zu überlisten, habe noch mehr Ordner gekauft, besondere Reihenfolgen überlegt, sie an bestimmten Orten zu plazieren. Oft fand ich diese Ordner dann nicht wieder, hatte ich sie so gut weggepackt, das sie schier verschwunden waren. Ich habe mir angewöhnt, Rechnungen sofort zu bezahlen und einen Haken darauf zu machen. Das sind natürlich alles Strategien , die mal mehr und mal weniger funktionieren, aber ich komme mittlerweile zurecht.

Kapitel 14

STRUKTUR II. Teil

Um ergänzend hinzuzufügen , haben meine Kinder und ich damals Listen angefertigt, wann wer, welche Hausarbeiten übernimmt. Ich glaube soetwas ist schon in normalen Haushalten schwierig, aber in einer Familie mit drei bis vier **ADHS**lern, fast nicht einzuhalten. Es braucht natürlich viel Disziplin und Kontrolle der Erwachsenen, damit es mit den Plänen auch klappt. Da ich nach der Arbeit und Terminen und Hund , meistens auch ziemlich geschafft war, machte ich die Dinge grösstenteils selbst, um Diskussionen zu vermeiden. So konnte es sicherlich nicht klappen.

Ein weiteres Problem ist,(eingangs schon erwähnt) das ich mich beim Aufräumen oft verzettelt habe.

Eigentlich wollte ich nur das Wohnzimmer aufräumen , bin dann irgendwann im Keller gelandet, nur um etwas zu holen und sass plötzlich dort in einem Wulst von Unordnung. Irgendwann versank ich dann dort im Chaos, war ich ja nur runtergegangen um etwas zu gucken .Das Problem ist ja nach wie vor die Reizoffenheit des **ADHS**lers; er registriert alles und jeden und kann seinen Focus eben nicht auf eine Sache lenken.

Einzig meine älteste Tochter war schon immer sehr penibel auf Ordnung bedacht. Sie ist eher der Sammlertyp;.Plastiktüten , Geschenkpapier usw, (aber alles noch im Rahmen) alles wird sorgfältig gefaltet und gestapelt .Sie ist die Ruhigste und

Geduldigste in unserer Familie .Alles was kniffelig ist oder Geduld erfordert ,wird ihr in die Hand gedrückt, meistens übernimmt sie es schon freiwillig, kann sie uns garnicht zugucken, wie zappelig wir sind.

Ich weiss noch genau, als bei meiner jüngeren Tochter die Diagnose feststand und sie ihre erste Tablette eingenommen hatte. Sie sollte ihr Zimmer aufräumen, was für sie nicht einfach war.
Ich hörte geschlagene 2 Stunden keinen Ton aus dem Zimmer und fragte zwischendurch immer wieder, ob alles in Ordnung sei. Es kam immer nur ein gemurmeltes "JA", danach wieder Stille. Es war ein bisschen unheimlich , war sonst immer lautes Poltern und Fluchen zu hören gewesen. Ich dachte ehrlich gesagt, sie wäre eingeschlafen. Nach 3 Stunden rief sie mich und ich durfte das Zimmer begutachten. Ich war wirklich überrascht (diesmal positiv). Es war wirklich blitzblank und ordentlich und im Stillen bedankte ich mich für diese Wundertabletten.

Ich bin hier in der Schweiz mittlerweile dreimal umgezogen , innerhalb eines Orte. Ich hatte überlegt nochmals umzuziehen, aber mein Sohn streikt jetzt. Bei jedem Umzug habe ich es geschafft , innerhalb von 1-2 Tagen alles an Ort und Stelle zu räumen, damit wirklich alles verräumt ist. Ich war anschliessend zwar fix und fertig, konnte mich dann aber gemütlich zurücklehnen. Vieles funktioniert beim **ADHS**ler eben nach dem Motto, ganz oder garnicht.

Kapitel 15

ADHS und die Macht der Gedanken

Ja , heute war die Wahl in den USA und ich habe das Gefühl , mir hat jemand vor den Kopf gestossen. Es wird sicherlich vielen Leuten so gehen , aber ich fühle mich oft persönlich betroffen. Es ging mir damals so als Prinzessin Di gestorben ist . Ich weiss noch , wie ich den Fernseher eingeschaltet habe und den Unfall sah , ich dachte wirklich, das wäre ein schlechter Scherz. Ich war tief betroffen, obwohl sie in einem anderen Land Prinzessin war (was eigentlich schon unwirklich war) und ich sie überhaupt nicht kannte. Ich fing an zu weinen und konnte den ganzen Tag nicht wieder aufhören. Mein damaliger Partner wusste auch garnicht mehr , wie er darauf reagieren sollte. Im Nachhinein finde ich das zwar immer noch traurig , aber kann mir diese heftige Reaktion nicht wirklich erklären. Ich denke , das es ein Auslöser war und ich irgendwann nicht mehr ihre Situation beweint habe, sondern meine eigene .

Manchmal braucht es ja nur einen Anlass , um sich dem hinzugeben.Viele haben das bestimmt schon einmal erlebt, wenn sie ein Gas Alkohol zuviel hatten, man hat viel geredet, war voller Emotionen , hat vielleicht geweint; am nächsten Tag

das böse Erwachen. Man schämt sich, hat man viel zuviel persönliches von sich erzählt und man weiss, das wäre ohne Alkohol nicht passiert. Beim **ADHS**ler geht das auch ohne Alkohol , man redet ohne Punkt und Komma und weiss genau , das man aufhören sollte und kann es nicht stoppen. Man fragt sich am nächsten Tag, warum man soviel erzählt hat und einfach nicht aufhören konnte??
Ich weiss jetzt , das **ADHSler** oft überreagieren und sich in Situationen so reinsteigern können, das sie aus der Spirale garnicht mehr rauskommen. Ich hatte schon einmal darüber geschrieben , das ich manchmal denke, die Welt geht unter und das ich diese Gedanken aber gelernt habe auszuhalten ,weil es sich am nächsten Tag oft neutralisiert und nicht mehr so dramatisch ist.Viele typische Verhaltensweisen vom **ADHS** muss man sich wirklich bewusst machen , weil man dann daran arbeiten kann, etwas zu verändern . Das ist natürlich leichter gesagt als getan , weil dieses **SCHWARZ- WEISS- DENKEN** einfach fest verankert ist im Kopf .

Das Problem beim **ADHS** ist, das jeder Tag anders ist . Die Stimmungsschwankungen machen nicht nur der Umwelt, sondern am meisten demjenigen selber zu schaffen , gibt es ja oft keine Erklärung dafür . Damals als ich in Hamburg in Therapie war, da dachte ich, das wäre die Depression oder ein vorheriger Streit oder ein anderes Problem. Es stimmt schon , das im Kopf des ADHSlers viel umherschwirrt und vieles nicht geordnet ist, Probleme sich vermischen. Aber manchmal gibt es einfach keine Ursache und auch keine Erklärung dafür und das ist schwer auszuhalten. Ich werde oft ungeduldig und auch ungehalten , wenn ich mich in einem Zustand befinde, den ich nicht erklären kann .
Ich habe früher oft erlebt , das ich mich für einen anderen fremdgeschämt habe , mich mit dieser Person so identifiziert habe , das ich mit puterrotem Kopf irgendwo sass und es kaum

aushalten konnte .Wenn ich an Oliver Pocher denke, beschleicht mich dieses Gefühl ständig .(Fans mögen mir verzeihen).

Es passiert oft mit meiner jüngeren Tochter; wir unterhalten uns,hängen unseren Gedanken nach und mitten im Gespräch Themenwechsel, meist ohne Zusammenhang zu irgendwas. Man haut einfach raus, was einem durch den Kopf geht und versteht den erstaunten Blick des Gegenübers oft nicht. Wir, innerhalb der Familie haben uns daran gewöhnt und finden es auch nicht ungewöhnlich. Andere Menschen können uns einfach nicht folgen.

Kapitel 16

ADHS und IMPULSIVITÄT

Ich habe hier in meinem Blog schon mehrfach beschrieben, das **ADHS**ler sehr impulsiv sein können. Ich befinde mich gerade wieder in so einer Phase. Ich bin unausgeglichen und etwas unzufrieden. Ich weiss teilweise woran es liegt und teilweise nicht. Ich habe ständig das Gefühl etwas tun zu müssen, fange überall ein bisschen an, ärgere mich dann und werde wütend, wenn es nicht klappt. Ich bin zur Zeit permanent müde, was zum einen an meiner Katze liegt und zum anderen, das ich sehr unruhig schlafe .Ich habe das Gefühl, in meinem Leben tritt eine Wende ein und ich bin mit meinen Gedanken ganz woanders, nicht im **Hier und Jetzt** .
Ich habe in ferner Zukunft noch grosse Pläne und versuche mich jetzt darauf vorzubereiten. Mein Ziel ist es, in den USA zu arbeiten und zu leben. Ich weiss gut, das ich das erst machen kann, wenn mein Sohn alt genug ist, zu entscheiden, ob er mit will oder andere Pläne hat. Es ist meine wachsende Ungeduld und mein Alter, das ich ständig gereizt bin. Ich fühle mich oft überfordert mit der Erziehung meines Sohnes (habe ich das nun auch schon zweimal durchgemacht mit der

Pubertät),merke auch, das es mich in meiner eignen Bewegungsfreiheit einschränkt. Auf der anderen Seite, mein permanent schlechtes Gewissen ihm gegenüber, ihm nicht gerecht zu werden. Ich versuche die Arbeit, Haushalt, Erziehung und das Anstreben meiner Ziele unter einen Hut zu bekommen und merke, das ich an meine Grenzen stosse. Hinzu kommen im Moment körperliche Beschwerden, die mich zusätzlich einschränken und mich unbeweglicher machen. Gerade das Bewegen und Laufen würde mir aber helfen, mich ein bisschen mehr runterzufahren.

Diese Phasen gab es immer in meinem Leben und ich kenne sie, aber ich habe noch keinen Weg gefunden, damit besser umzugehen. Ich weiss, das es im Leben bergauf und bergab geht, aber mich stört, das ich meinen Gemütszustand oft nicht ändern kann. Ich versuche schon, das Positive zu sehen, mir aufzulisten, was gut läuft, trotzdem fühle ich mich nicht zufrieden. In solchen Phasen frage ich mich natürlich, werde ich je zufrieden sein ? Bin ich eigentlich fähig eine Beziehung zu führen ? Kann mich ein anderer Mensch ertragen, wenn ich es manchmal selber nicht kann ?

Über diese Seite des **ADHS** kann ich nur schreiben, wenn ich mich in dieser Phase befinde ; kann ich es in guten Phasen oft garnicht mehr nachempfinden.

Ich hatte vor Jahren in Hamburg mal einen Termin bei einem Arzt, weiss nicht mal mehr warum. Der Termin stand schon länger fest. Drei Tage vor diesem Termin hatte ich eine Migräneattacke, die mich wirklich 2 Tage in die Waagerechte beförderte. Am 3. Tag nun, sass ich bei dem Arzt, erzählte ihm warum ich da war und er fragte nach , ob es mir sonst gut ging , ob irgendetwas war in den letzten Wochen. Ich verneinte das nach einigen Überlegungen , ich hatte das mit der Migräne

schon wieder vergessen und abgehakt. Später fiel es mir wieder ein und ich konnte selbst kaum glauben , das ich diesen Schmerz schon wieder vergessen hatte.
Ich habe heute gearbeitet , war den ganzen Tag schon müde und sehr unmotiviert. Das Wetter ist sehr gut , wenn auch kalt und normalerweise beflügelt mich das ; im Moment, nicht mal das. Ich schlafe zwischendurch immer ein bisschen , wache auf und suche nach Dingen, die ich tun könnte. Ich mag nicht mal Gesellschaft haben und frage mich warum.
Das waren auch die Probleme in meiner letzten Beziehung. Je mehr ich mich zurückzog , desto mehr bedrängte mein EX-Partner mich , was letztendlich dazu führte, das wir uns heftigst stritten. Er beschwerte sich , das ich für ihn nicht greifbar war und ich, selbst diesbezüglich unwissend, wurde immer agressiver. Wie sollte ich etwas erklären, was ich selbst nicht verstand ? Ich merkte nur, je mehr er mich bedrängte, desto schlimmer wurde alles für mich.
Dieses Wechselhafte der Gefühle, manchmal ein paar mal am Tag, macht mich wütend. Es ist nichts Greifbares, nichts was man ändern könnte und ich hasse diese Tage.

Kapitel 17

ADHS und Freundschaft

Ich habe in meinen Posts jetzt viele Dinge angesprochen , die **ADHS** typisch oder eben auch charakterlich bedingt sind und hoffe natürlich , das es anderen Menschen hilft , sich wiederzuerkennen und feststellen, das sie nicht alleine sind.
Mir ging es damals in jungen Jahren mit der Bulimie so, das Thema war einfach noch nicht so publik und ich dachte , ich wäre die einzige auf dieser Welt , die solch ecklige Essstörung hat . Ich habe mich sehr geschämt und mochte mich auch niemandem anvertrauen. Ich brach viele Kontakte ab und isolierte mich.
Ich habe Phasen , da geht es mir auch heute noch so. Ich distanziere mich von allem und lebe in meiner eigenen Welt. Ich weiss, das sich Menschen dadurch vor den Kopf gestossen fühlen , aber ich brauche diese Zeit für mich , um zu regenerieren.
Ich stelle oft fest , das Freunde , die eine grosse Bedeutung für mich haben, es mir nicht übel nehmen , manchmal ist es ja umgekehrt genauso. Dann gibt es eben auch die Zeiten , wo ich Freundschaften überdenke . In jeder Freundschaft gibt es mal Streit oder man ist nicht einer Meinung , aber eine gute Freundschaft hält das aus , denke ich. Dann widerrum muss

man überlegen, fühle ich mich noch wohl mit dem anderen , ist es ein gegenseitiger Austausch oder wird man sogar hintergangen ? Ich brauche lange , um eine Freundschaft zu kündigen oder zu beenden, aber bin ich dann wirklich zu dem Entschluss gekommen , dann gibts kein zurück mehr. Ich habe schon einmal erwähnt , das ein **ADHS**ler , manchmal ein Gedächnis wie ein Elefant hat und das obwohl er ja vieles auch vergisst. Wird er hintergangen oder beleidigt , ist es vorbei , so schnell ,das der andere es garnicht mitbekommt.

Ich hatte schon einmal meine Freundin erwähnt , mit der ich die Italienreise gemacht habe. Diese Reise war für uns beide sehr bedeutend und wir sprachen oft darüber . Wir waren dadurch noch ein Stück weiter zusammengerückt. Sie war alleinerziehend, auch mit 2 Kindern und ihre Familienverhältnisse ziemlich zerrüttet. Ich versuchte sie in vielen Dingen zu unterstützen. Was ich nicht wahrnahm , war ihr Neid auf mich. Mir war nie bewusst , das es etwas gab , worauf ein anderer bei mir hätte neidisch werden könnte . Mein Selbstbewusstsein war nur nach aussen hin ausgeprägt , innerlich hatte ich grosse Zweifel und versuchte vielem gerecht zu werden, wollte ich doch gemocht werden .Für mich war es damals sehr wichtig, von anderen Leuten akzeptiert zu werden , hing davon sehr mein Selbstwertgefühl ab.
Sie fing an, sich als Pharmareferentin umschulen zu lassen , hatte sehr viel Angst , die Prüfung nicht zu bestehen und ich versuchte sie aufzubauen und lernte mit ihr zusammen . Sie bestand die Prüfung und ich freute mich wirklich für sie . Sie wurde erfolgreich und verdiente viel Geld mit dieser Arbeit .

Eines Tages rief sie mich an , erzählte mir von ihrer Arbeit und was sie sich alles leisten könnte jetzt und wie ihr Leben sich verändert hätte .Ihr ging es jetzt zumindestens finanziell richtig gut und der Job gab ihr Selbstvertrauen. Plötzlich wendete sich das Gespräch und sie fragte, was bei mir so los wäre. Ich konnte nicht viel Neues berichten , war ich doch sehr im Alltagstrott . Sie fing an über mein Leben herzuziehen , das ich doch langweilig geworden wäre und ich nichts mehr unternehmen und jetzt ein richtiges Spiesserleben führen würde. Ich hörte mir das alles an, war aber so perplex , das ich garnichts darauf erwidern konnte. Wir beendeten das Gespräch und ich sass da, als hätte mir jemand vor den Kopf gestossen.1000 Gedanken gingen mir durch den Kopf und ich überprüfte selber , ob sie wohl recht hatte mit ihrer Ansage. Sicherlich war mein Leben anders geworden . Die Kinder wurden grösser, ich arbeitete wieder und der Alltag war eingetreten. Ich ging abends nicht mehr viel raus , war ich viel zu müde dazu. Ich war mittlerweile auch nicht mehr allein , lebte ich jetzt schon länger in einer Beziehung. Ich grübelte viel , regte mich auch auf und stellte fest , das ihr Verhalten mir gegenüber unmöglich war. Wieso nahm sie sich das Recht raus , mir soetwas zu sagen,

war sie doch Monate vorher in einer fast aussichtslosen Lage gewesen ? Ich war jetzt richtig wütend und es dauerte Tage , bis ich mich beruhigen konnte.
Ich hatte ein paar Tage später Geburtstag und sie rief mich an. Sie wünschte mir alles Gute zum Geburtstag, als wäre nichts gewesen. Ich hatte keine grosse Lust mit ihr zu reden und antwortete nur sehr kurz angebunden. Das Gespräch endete schnell .

Abends rief sie mich wieder an und fragte, ob alles in Ordnung wäre, da ich am Telefon sehr reserviert gewesen wäre . Ich fragte sie, ob sie wirklich nicht gemerkt hätte, was sie mir alles vorgeworfen hätte und das in einer sehr überheblichen Art- und- Weise ? Sie wusste es wohl, war es ihr aber nicht als so schlimm erschienen. Sie fing an, sich selber zu beschimpfen

und ich liess sie.
Es war vorbei , ich merkte es in diesem Augenblick und es prallte an mir ab. Sie wollte wissen , ob ich mich bei ihr nochmals melden würde und ich sagte ihr, das ich es nicht wüsste.
Es waren immer wieder solche Dinge auch vorher schon passiert und ich hatte es einfach nur geschluckt und mir wieder schön geredet, aber plötzlich mochte ich nicht mehr, es war vorbei.
Ich glaube, das Problem ist, das das mangelnde Selbstbewusstsein dazu führt, erstmal an sich zu zweifeln , alles zu verharmlosen und aus Angst , den anderen zu verlieren, einfach still hält .

Dieses Beispiel ist nur eins von vielen Begebenheiten , aber langsam fange ich an, mich rechtzeitig zu wehren und dem Ganzen Einhalt zu gebieten.

Kapitel 18

ADHS und Kinder

Ich habe jetzt länger nicht geschrieben, weil ich dachte , das ich das Thema **ADHS** schon umfangreich erklärt habe , stelle aber fest , das mir doch neue Eingebungen in den Sinn kommen.
Ich habe offen dargelegt , worin die Schwierigkeiten und Hindernisse beim **ADHS** liegen, stelle ich doch immer wieder fest , das sich vieles bei meinen Kindern wiederholt. Ich habe bis vor 5 Jahren nichts von meinem **ADHS** gewusst und war sehr dankbar darüber , endlich Klarheit zu haben . Ich kann deutlich wahrnehmen , was sich seitdem verändert hat , ich habe also den direkten Vergleich.

Ich war früher oft gehemmt , Telefonate mit Behörden oder offiziellen Einrichtungen zu führen . Es fiel mir leichter, der Person direkt gegenüber zu sitzen und Mimik und Gestik zu beobachten, konnte ich die Situation dann besser einschätzen. Beim Telefonieren war es schwer für mich, zu erklären, warum ich gerade mal wieder den Faden des Gesprächs verloren hatte oder gar vergessen hatte , mich mit Namen vorzustellen. Passierte mir so ein Fehler, kippte das ganze Gespräch und ich konnte eigentlich gleich auflegen , verstand ich selbst nicht mehr , was ich sagen wollte. Ich habe in den

letzten Jahren eine grosse Entwicklung durchgemacht, bin in einigen Dingen viel selbstbewusster geworden und mache Dinge, die ich früher nie gewagt hätte. Es ist oft schwer zu erklären, wie man sich fühlt, wenn sich sein eigenes Leben nur in einem bestimmten Rahmen abspielen darf, um sich sicher zu fühlen.
Es ist ein bisschen, wie in einem goldenen Käfig, man möchte soviel machen und traut sich nicht, ist in sich gefangen. Viele Dinge werden nur mit grossem Kraftaufwand bewältigt.
Früher ging es mir oft so, das ich schon nach Absolvierung des Morgenprogrammes wieder hätte ins Bett gehen können, hatte mich das koordinieren ,(wann duschen, wann Kaffee trinken usw.) schon viel Kraft gekostet. Es hört sich lächerlich an, ist aber tatsächlich für einen **ADHS**ler oft sehr anstrengend.
Damals, in meiner Beziehung, war ich oft Beifahrer. Fuhren wir längere Strecken, war ich oft abends fertiger, als der Fahrer selbst, was ich auch merkwürdig fand. Aber ich konnte mich nicht entspannen, bremste ich immer mit und hätte eigentlich gleich selbst fahren können.

Dank der Aufklärung und Betreuung durch Psychologen und Unterstützung durch die Einnahme der Tabletten, konnte ich mein Leben nach und nach ändern.
Ich möchte jetzt zum Thema dieses Blogs kommen ; meine Kinder, insbesondere meines Sohnes und meiner jüngeren Tochter (beide mit **ADHS** gesegnet).

Gerade heute wurde mir wieder deutlich bewusst, wie schwer es ist, Dinge von Kindern fernzuhalten oder zu erklären, was sie machen könnten, damit es für sie einfacher wird. Jeder verantwortungsbewusste Erwachsene versucht seine Kinder zu schützen und sie vor Fehlern zu bewahren .Ich beobachte oft an meinen Kindern Verhaltensweisen, die ich genauso hatte, Schwierigkeiten im täglichen Leben, die **ADHS**-typisch sind .

Versuche ich mit ihnen darüber zu reden, blocken sie das Gespräch oder sind beleidigt.

Ich sehe oft an meinen Töchtern , wie schwer sie sich das Leben machen, wieviel Schwierigkeiten sie mit gewissen Situationen haben und wieviel Mühe sie manchmal bei den leichtesten Dingen haben .Ich kenne das alles von mir selbst, wenn ich schon morgens mit Kaffee kochen überfordert war. Ich merke bei meiner jüngeren Tochter, das sie Bestätigung braucht, für Dinge, die für andere Menschen keine Hürde darstellen und das andere Menschen oft garnicht nachvollziehen können , wieviel Kraftanstrengung sie das gekostet hat. Ich versuche dann mit ihr zu reden und ihr klar zu machen, wieviel leichter manches für sie wäre, würde sie sich behandeln lassen oder ihr **ADHS** wenigstens annehmen.

Ich merke , das ich dann sehr ungehalten werde, wenn sie mich wieder bremst oder sehr verstockt reagiert. Ist es wirklich so , das Kinder immer alle Erfahrungen selber machen müssen , um etwas zu verändern ? Muss man immer zusehen, wie sie sich das Leben selber schwer machen? Mein Sohn wiederholt viele Dinge , die meine Tochter ganz genauso gemacht hat und sie sieht es auch. Mache ich sie humorvoll darauf aufmerksam, wird sie einfach nur sauer. Ich will sie nicht verletzen, aber sie ist genervt von den Dingen, die mein Sohn eben nur wiederholt. Warum tut ein Mensch sich so schwer damit, sich mit dem eigenen Verhalten auseinanderzusetzen ?

Warum sind Gespräche unter **ADHS**lern mitunter so anstrengend? Vieles wird missverstanden , negativ gehört und der Streit ist vorprogrammiert.

Ich stelle mir oft die Frage , was kann ich im Gespräch besser machen , wo kann ich mich besser abgrenzen ? Ich stelle fest, das das sehr schwierig ist und nur dadurch, das meine Sichtweise sich verändert hat, das Verständnis meiner Kinder nicht grösser geworden ist.

Ich will hier sicherlich keine Reklame für Ritalin, Concerta usw. machen und ich weiss, das die Tabletteneinnahme beim **ADHS** sehr umstritten ist, aber ich stelle immer wieder fest, wieviel einfacher es für die Betroffenen selbst und auch andere Personen ist. Wichtig finde ich auf jedenfall, das die richtigen Medikamente und die richtige Dosierung gefunden werden. Es geht nicht darum, das Kinder ruhiggestellt werden und dann völlig apathisch im Unterricht sitzen. Es kommt sicherlich auf die Schwere des **ADHS** an und wie das Verhalten in der Schule ist.

Kapitel 19

ADHS und das Leben meiner Tochter Teil 1

Ich weiche heute etwas von meinem eigentlichen Thema ab. Ich hatte hier in einem Post erwähnt , das meine jüngere Tochter schwer erkrankt war und ich wollte darauf in diesem Blog nicht eingehen.Was hat mich umgestimmt ? Ich lese ständig sehr viele Geschichten und Berichte über Menschen , die tapfer sind , die gekämpft haben und auf die alle voller Bewunderung blicken. Ich finde, das meine Tochter genau so ein Mensch ist, sie hat sich mehrfach ins Leben zurückgekämpft und verdient wirklich Respekt. Abgesehen davon , will ich darauf aufmerksam machen, wie auch der Rest der Familie unter dieser speziellen Situation gelitten und auch ihr Leben verändert hat.
Ich habe mit meiner Tochter oft darüber gesprochen, das wir ihre Geschichte aufschreiben werden, deswegen glaube ich, das es für sie in Ordnung ist, das ich jetzt damit anfange.Wir hatten in der Vergangenheit viele Höhen und Tiefen im Umgang miteinander.Da wir ja beide auch noch ADHS haben,sind wir uns in einigen Dingen sehr ähnlich und oft auch gleich stur, was dazu führte,das wir viel gestritten haben und auch Pausen einlegen mussten.

Ich bin gerade in Hamburg, besuche meine Familie und unser Umgang miteinander hat sich mittlerweile sehr gut entwickelt. Wir haben es beide geschafft, an uns zu arbeiten und uns von unseren Emotionen nicht mehr so lenken zu lassen, so das Streitereien meistens in den Anfängen im Keim erstickt werden können.
Meine Tochter kam genau ein Jahr später als ihre ältere Schwester auf die Welt. Es war nicht geplant und auch so nicht gewollt. Die Schwangerschaft meiner jüngeren Tochter verlief mit Höhen und Tiefen. In der 12. SSW bekam ich eine dicke Erkältung und konnte nichts dagegen nehmen. In der 16 SSW wurde ein Wert bei mir abgenommen, der anzeigte, das irgendwas mit meinem Kind nicht stimmte.
Es wurde uns gesagt, das sie entweder mit Trisomie 21(Mongoloismus) oder etwas" Offenem" zur Welt kommen würde.Wir sollten uns gut überlegen, was das für uns bedeuten würde und ob wir das so akzeptieren könnten. Ich musste dann zu einem speziellen Ultraschall und der Arzt sagte uns , das alles in Ordnung sei und der Wert wohl zeitlich verschoben war. Einigermassen beruhigt gingen wir nach Hause und der Rest der Schwangerschaft verlief recht problemlos.
Termin war der 5. Dezember, aber der Arzt hatte uns ja gesagt, das der Termin wohl falsch berechnet wurde und so machten wir uns keine Sorgen,als noch nichts passierte.
Am 10. Dezember dann, hatte ich solche Schmerzen im Nierenbereich, das ich weder liegen noch sitzen konnte und wir fuhren ins Krankenhaus. Dort stellte man dann fest, das ich einen Nierenstau hatte, da meine Tochter auf meiner Niere lag und sie entschieden, die Geburt einzuleiten.
Ich kann bis heute nicht mehr sagen, wie diese Geburt verlaufen ist, kann ich das bei meinen anderen beiden Kindern doch sehr genau beschreiben.
Nadine kam auf die Welt und alle machten besorgte Gesichter. Ich sah meine Tochter nur eine Sekunde, bis sofort alle

rausliefen, mitsamt meinem damaligen Mann. Sie hatte akuten Sauerstoffmangel, war blitzeblau und wurde sofort in ein Sauerstoffzelt gelegt. Ich war fast 40 Minuten komplett allein, wusste nichts, wurde nicht gewaschen, war unbedeckt und fror. Irgendwann kam die Hebamme und fragte mich, ob der Arzt schon dagewesen wäre und mich aufgeklärt hätte.
Plötzlich bemerkte auch sie, das ich immer noch unbekleidet und nicht gewaschen dort lag. Genäht werden sollte ich auch noch und ich ertrug das alles, ohne mit der Wimper zu zucken,wollte ich doch endlich wissen, was mit meiner Tochter war.
Ich muss immer wieder betonen, das ich es schaffe, dank meines **ADHS**es, Dinge beiseite zu schieben, zu verdrängen und mich nur aufs Wesentliche zu konzentrieren. Das hat mir in der damaligen Situation oft geholfen, das wir alle immer weitermachten.
Der Arzt kam und erklärte mir, das meine Tochter sofort ins Kinderkrankenhaus, auf die Überwachungsstation müsste. Sie hätte einen erheblichen Sauerstoffmangel, dazu eine Gaumenspalte und das Pierre- Robin-Syndrom. Für mich zu dem Zeitpunkt böhmische Dörfer. Ich bin zwar Pflegefachfrau, aber kannte mich damit überhaupt nicht aus.

Fakt war , Nadine war in einem anderen Krankenhaus und ich musste so schnell wie möglich entlassen werden. Er klärte mich am nächsten Morgen im Detail auf, was meiner Tochter fehlte, aber ich hörte nur mit halbem Ohr hin. Es sollte eine OP stattfinden in ca einem Jahr, was mir damals irre weit weg erschien. Ich drängelte auf Entlassung und der Arzt liess mich mit knirschenden Zähnen gehen.

Mein Ex- Mann und ich fuhren direkt von dort ins Kinderkrankenhaus und wollten dann dringend mit einem Arzt sprechen.

Nadine lag unter einer Blaulichtlampe; siehatte sehr hohe Gelbsuchtswerte. Ausserdem hatte sie eine Magensonde und war an einem Monitor angeschlossen. Der nächste Schritt war, das sie wieder in ein anderes Krankenhaus musste, weil man ihr dort eine Gaumenplatte anpassen musste. Ihre Magensonde zog sie sich ständig und es musste so versucht werden, ihr etwas zu trinken zu geben.

Am 2. Tag stellten die Ärzte dann fest, das ihre Zunge viel zu klein war und zu weit hinten angelegt, das hiess, sie könnte an ihrer eigenen Zunge ersticken. Ab sofort wurde alles (windeln, anziehen, füttern) nur noch in Bauchlage gemacht. Nadine war 3 Wochen im Krankenhaus, bevor wir sie nach Hause holen konnten. Meine andere Tochter war in der Zeit überwiegend bei Oma und Opa.

Nadine wurde mit 9 Monaten am Gaumen operiert, die Zeit bis dahin, war sehr mühevoll. Die Op lief sehr gut und wir waren sehr froh darüber.
Ca mit einem Jahr fing meine Tochter an, schweren Husten zu entwickeln. Wir gingen immer wieder zum Kinderarzt, der uns Antibiotika verschrieb. Der Husten blieb und ich ging zu einem Spezialisten, der dann feststellte, das meine Tochter auf Hausstaub allergisch war und jetzt schweres Asthma hatte. Sie musste 3mal täglich inhalieren, Tabletten nehmen usw. Ich fuhr mit ihr mehrfach zur Kur und wir lernten damit umzugehen. Nadine hatte gut zugenommen nach der OP und es schien, als ginge es jetzt endlich bergauf.

Als sie fast 3 war, bemerkte ich, das ihr Bauch sehr geschwollen war und ich ging mit ihr zum Kinderarzt. Es war ein schrecklicher Tag ; der Arzt machte ein Ultraschall bei ihr und wurde kreidebleich. Er konnte kaum sprechen und sagte

nur, das wir nicht mehr nach Hause könnten, sondern sofort in die Uniklinik müssten, da die Vermutung bestand, das meine Tochter einen Tumor hatte.
Wir fuhren direkt in die Klinik, die dann fast ein Jahr unsere Heimat wurde.
Nadine hatte Krebs, einen Tumor in der Niere, der sich schon bis ins Herz hochgearbeitet hatte und auch Metastasen gebildet hatte in der Lunge. Ich wusste natürlich als Krankenschwester , was das bedeutete. Die Ärzte gaben ihr eine Chance von nur 10%, aber für mich war das kein Thema.Wir lebten nur von einem Tag zum anderen, ich verschwendete keinen Gedanken daran, das sie es nicht schaffen könnte. Freunde oder Bekannte, die nur pessimistisch waren, wollte ich dort nicht sehen.

Meine andere Tochter war noch zu klein und durfte ihre Schwester nicht im Krankenhaus besuchen. Die Ansteckungsgefahr war einfach zu gross. Sie verbrachte das Jahr fast überwiegend bei ihren Grosseltern.
Zwei Monate wurde meine Tochter mit Chemotherapie behandelt, um den Tumor zu verkleinern. Anschliessend sollte die OP stattfinden, an die sich keiner ranwagte. Es wurde überlegt, ob sie nach England oder in die USA verlegt werden sollte, hatte es einen Fall, wie den ihren noch nie gegeben. Der Tumor sass wie ein Zapfen im rechten Vorhof (Herz) und hätte sich jederzeit lösen können.Würde das passieren , hätte sie keine Chance mehr gehabt.

Schliesslich setzten sich alle Spezialisten dieser Klinik zusammen und kamen zu dem Ergebnis, das sie operieren würden, hatte Nadine ja auch nicht viel Zeit mehr zu warten. Meine Tochter wurde 8 Stunden lang operiert, war an der Herz- Lungen- Maschine und kam anschliessend auf die Intensivstation, wo sie 3-4 Tage bleiben sollte. Die OP war gut verlaufen und ich durfte sie auf der Intensivstation besuchen.

Da lag ein kleines Mädchen, von Schläuchen übersät, in der Mitte ihres Körpers eine riesige Naht. Sie hatten alles entfernen können, auch die Metastase in der Lunge.

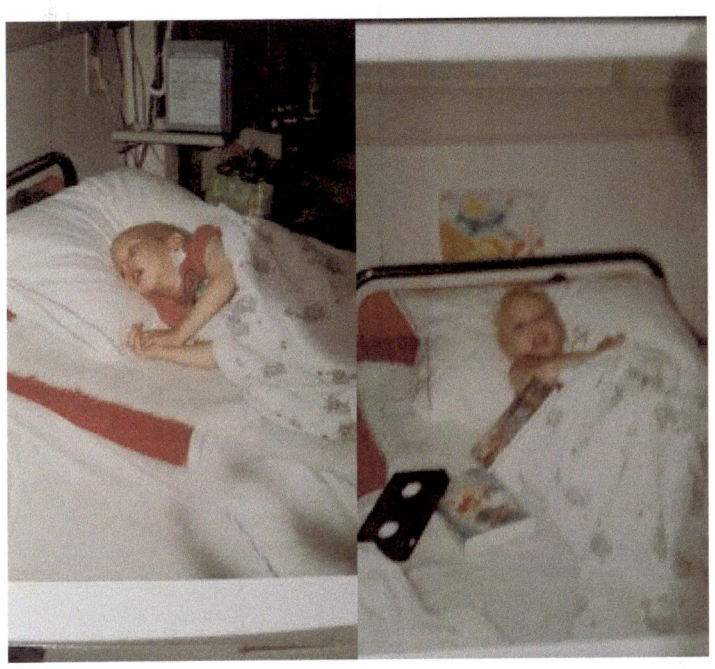

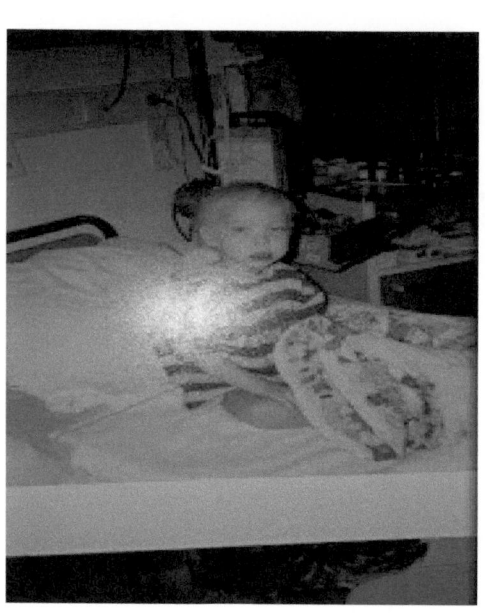

Kapitel 20

Teil 2

Wider aller Erwartungen, konnte Nadine die Intensivstation nach einem Tag verlassen. Sie war stabil und hatte keine übermässigen Schmerzen. Der Arzt brachte mir Nadine und wollte sie mir in den Arm legen. Ich traute mich einfach nicht, ich hatte das Gefühl, irgendwas an ihr kaputtzumachen, sie wirkte so zart und zerbrechlich. Die Wundheilung verlief gut, aber Nadine war sehr schwach. Sie bekam weiter Chemotherapie und musste sich 12 Bestrahlungen unterziehen. **Die Höchsdosis !!** Alle Nebenwirkungen, auch Spätfolgen wurden uns erklärt, aber hatten wir eine Wahl ? Nein !!
Ich war zu diesem Zeitpunkt schon ein Jahr alleinerziehend, was das ganze auch für mich und meine andere Tochter nicht einfacher machte.
Nadine musste ausserdem ein halbes Jahr Marcumar (**einen Blutverdünner)** einnehmen, wegen der OP am Herzen. Ich

musste also ständig gucken , das sie nicht stürzte oder irgendwo gegenstiess.
Sie meisterte alle Hürden. Wir mussten immer noch oft ins Krankenhaus, zu den Kontrollen und Blutabnahmen, aber sie wurde gesund.

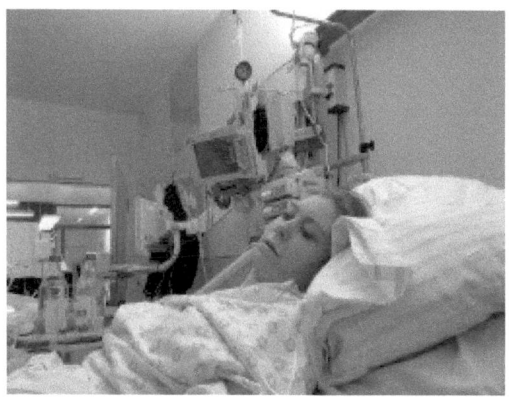

Ein halbes Jahr nach der letzten Chemotherapie, bekam meine Tochter alle Kinderkrankheiten, ausser Mumps. Wir durften sie wegen der Chemotherapie nicht impfen lassen und auch anschliessend mussten wir damit ein Jahr aussetzen. So folgten Masern, Windpocken, Keuchhusten und Scharlach.
Keuchhusten machten meine Kinder nacheinander, so das wir mit 3 Monaten dabei waren.

Meine Tochter wurde mit 7 Jahren eingeschult und war gesund. Wir gingen lediglich zur Logopädin, um einige Buchstaben in der Aussprache zu verbessern, mussten wir das lange Zeit durch die Krebserkrankung vernachlässigen.
Es folgten in den nächsten Jahren ständige Kontrollen, mit 9 Jahren mussten wir in die Hormonsprechstunde, da das Bestrahlungsgebiet bis sehr weit unten am Bauch gemacht wurde.
Es war nicht sicher, ob sie eine Menstruation haben würde oder Kinder kriegen konnte.
Was ich damals noch nicht wusste ist, das meine Tochter **ADHS** hatte. Es war sehr schwirig zu differenzieren, kamen einige Verhaltensweisen durch ihre ganzen Krankheiten oder war es Teil ihres Wesens.

Wir gingen jahrelang zu einer Institution , in der krebskranke Kinder oder krebskranke Eltern mit Kindern therapeutisch betreut wurden. Meine ältere Tochter ging auch mit, war der Umgang mit ihrer Schwester auch für sie schwierig geworden. Mit 13 Jahren wurde dann bei Nadine das **ADHS** diagnostiziert, war ich manchmal wirklich am Ende meiner Kräfte. Zwischendurch musste sie immer wieder an den Ohren operiert werden, was durch die Gaumenspalte bedingt war.

Die Hormondiagnostik ergab, das Nadine ihre Pubertät verzögert kriegen würde, aber sonst alle Werte normal wären. Auch ihr Grössenwachstum verlief normal, hatte man uns damals gesagt, das es sein könnte, das sie durch die Bestrahlung recht klein bleiben würde. Sie ist mittlerweile etwas grösser als ich.(1,71)

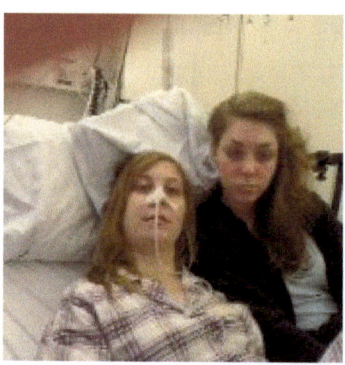

Nadine und Isabel

Mit ca 19 Jahren musste Nadine mehrfach ins Krankenhaus, weil sie Verwachsungen durch die Narben hatte .Sie hatte einen Darmverschluss und es wurde 50 cm Narbengewebe entfernt.
2012 war ich so am Ende meiner Kräfte, das ich einen Orts- und - Landeswechsel beschloss zu machen. Ich zog mit meinem Sohn, der zu dem Zeitpunkt 10 Jahre alt war, in die Schweiz.
Wir waren im Sommer umgezogen, ich hatte meine neue Stelle angetreten und mein Sohn war neu eingeschult worden. Es war für uns beide eine grosse Umstellung.
Einen Monat nach unserem Umzug, rief mich meine Tochter an, sie wäre wegen Bauchschmerzen zum Arzt gegangen und musste jetzt ins Krankenhaus, da wieder der Verdacht bestand, das sie erneut einen Tumor hatte.

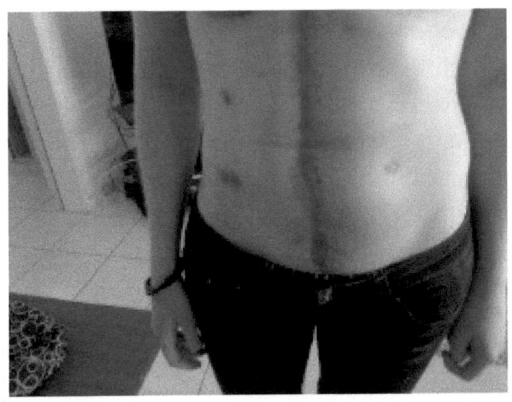

Ich flog mit meinem Sohn nach Hamburg, um dort mit den zuständigen Ärzten zu sprechen . Nadine lag in dem Krankenhaus, in dem ich zuletzt gearbeitet hatte. Der Arzt war jung und neu dort und er versuchte mir beizubringen, das es sehr ernst war. Ich hatte das nach den ersten 5 min. schon verstanden, merkte aber auch, das der Arzt selber sehr betroffen war. Sie hatte einen riesigen Tumor im Bauch, der aber scheinbar in den Darm und in ein grosses Blutgefäss eingewachsen war, was es fast unmöglich machte, ihn zu operieren. Die Ärzte wussten im Moment wohl auch nicht , wie es weitergehen sollte. Es sollte Kontakt mit der Uniklinik hergestellt werden und beraten werden, was zu tun ist. Die Aussichten waren mehr als schlecht, traute man sich nicht, diesen Tumor zu operieren.
Nadine wurde erstmal entlassen und sollte dann Bescheid kriegen, wie es weiter ginge. Was ich damals nicht wusste war, das ihr Hämoglobinwert schon auf 6.9 abgerutscht war und sie trotzdem entlassen wurde. Der Wert war schon besorgniserregend und hätte behandelt werden müssen. Ich musste immer wieder in die Schweiz zurück, hatte Leon ja Schule und ich eine Stelle, in der ich noch garnicht richtig eingearbeitet war. Eines Abends rief mich Nadine an und fragte mich, ob sie in meinem Zimmer im Haus schlafen könnte,

würde sie die Treppen bis nach oben nicht mehr schaffen. Bei mir klingelten alle Alarmglocken und ich riet ihr in die Uniklinik zu fahren. Dort stellte sich dann heraus, das ihr HB auf 4.9 abgerutscht war, was schon lebensbedrohlich war und sie wurde sofort dabehalten.
Der Tumor verursachte eine Blutung, dadurch,das er in ein grosses Blutgefäss eingewachsen war und jetzt bestand auch Handlungsbedarf. Die Ärzte mussten operieren, mit dem höchsten Risiko.Wieder wurden sämtliche Spezialisten hinzugezogen, um die Operation zu besprechen.
Ich muss immer wieder sagen, das ich in meinem Leben ja schon viele Ärzte kennengelernt habe, beruflich und durch Nadine bedingt. Was mich immer wieder schockierte, war die völlig fehlende Empathie und Sensibilität einiger Ärzte. Da stand ein völlig verunsichertes junges Mädchen vor einem Arzt, der ihr die Situation erklärte und sie wollte nochmals nachfragen,weil sie garnicht alles mitbekommen hatte und wurde total abgefertigt von ihm, er hätte es ihr doch schon alles erklärt und liess sie stehen. Ich war sehr wütend über dieses Verhalten und versuchte nochmals mit diesem Arzt zu sprechen, was nicht viel Erfolg brachte und wir wendeten uns an einen anderen Arzt, der uns dann alle Fragen beantwortete. Nadine wurde operiert, diesmal dauerte die Op 7 Stunden, sie hatten einen Teil des Darmes entfernen müssen und mussten jetzt abwarten, wie es sich entwickelte. Sie lag wieder auf der Intensivstation. Dieses Mal war sie alt genug, alles zu verstehen und alles sehr bewusst mitzuerleben.

Die nächsten drei folgenden Tage waren furchtbar, Teile des Darmes drohten abzusterben und sie mussten immer wieder operieren um altes Gewebe zu entfernen. Am Ende hatte Nadine nur noch einen Dünndarm von 50 cm, ausserdem soviele Narkosen, das der Körper diese garnicht mehr abbauen konnte. Sie lagerte 10 Kilo Wasser ein und sah aus wie ein

Ballon.
Ihre Schwester hatte 2 Monate vorher angefangen zu studieren, kam aber garnicht mehr mit, weil auch sie ständig im Krankenhaus war und viel verpasste. Es führte dazu, das sie ihr Studium abbrechen musste und erstmal garnichts mit sich anzufangen wusste.
In der Schweiz hatten wir mittlerweile auch viele Probleme, dadurch das ich Leon sooft aus dem Unterricht rausnehmen musste und er viel versäumte.Wir beschlossen, mit der Schule zusammen, Leon zurücksetzen und ihn die Klasse wiederholen zu lassen. Bei meiner Arbeit war man nicht so tolerant, konnte man die Sorge um meine Tochter schon verstehen, sollte ich aber doch bitte privates und berufliches trennen können. Ehrlich gesagt, habe ich soetwas unmenschliches selten gehört. Nach 3 Monaten Probezeit trennten sich unsere Wege dann auch, hatte man mir vorher schon versucht, Dinge anzulasten, die ich nicht getan hatte. Es war auch für uns kein leichter Einstieg gewesen ,war ich aber froh, das ich jetzt erstmal unabhängig war.
Nadine`s Genesung war mühevoll, kam zu den körperlichen Beschwerden, auch die psychischen hinzu. Es gab Phasen, in denen sie aufgab, sie redete nicht mehr, stand nicht mehr auf, es war ihr alles egal. Sie hatte 3 Monate nichts gegessen und 22 Kilo abgenommen. Eine Woche vor ihrem Geburtstag im Dezember, wurde sie aus dem Krankenhaus entlassen. Sie war jetzt bei einem Tumorspezialisten in Behandlung, zu dem sie regelmässig gehen musste. Sie bekam ausserdem einen Port (ein zentaler Venenzugang, der unter der Haut, unter dem Schlüsselbein angelegt wird), um sie allenfalls künstlich ernähren zu können. Sie hatte ja jetzt ein Kurzdarmsyndrom und man wusste nicht, ob sie die Nahrung überhaupt aufnehmen konnte. Der Tumor war scheinbar ein Resultat der Strahlentherapie, wie man uns später mitteilte. **Eine, der möglichen Spätfolgen !!!**

Ich war an dem Geburtstag meiner Töchter in Hamburg, Nadine ging es nicht gut, sie klagte über Übelkeit und Bauchschmerzen, konnte sich aber nicht überreden lassen, ins Krankenhaus zu fahren.
Sie erzählte mir dann ganz nebenbei, das sie seit 2 Tagen kein Wasser gelassen hatte. Ich musste nicht lange überlegen , jetzt gab es keine Diskussion mehr, wir fuhren ins Krankenhaus. Nadines einzige Niere hatte aufgehört zu arbeiten und sie musste an die Dialyse. Sie wurde wieder auf die Intensivstation gelegt und erhielt 3mal Dialyse, als ihre Niere dann glücklicherweise wieder anfing zu arbeiten. Sie durfte vor Weihnachten nach Hause, worüber wir alle sehr froh waren.

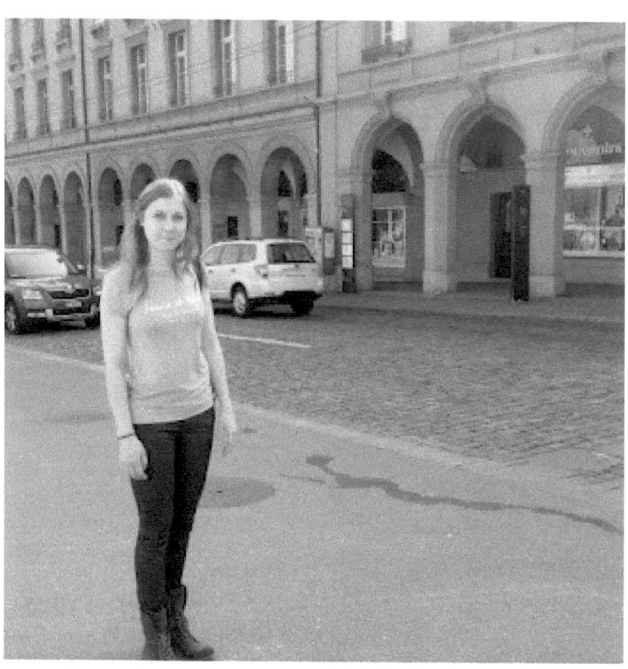

Kapitel 21

ADHS und die Hormone

Ich glaube, das die Hormone beim **ADHS** eine ganz tragende Rolle spielen und schnell aus dem Gleichgewicht geraten, wenn der Stresspegel zu hoch wird.
Ich habe jetzt 2 Posts über die Krankheitsgeschichte meiner jüngeren Tochter gemacht, wobei ja schon ein grosser Faktor der Belastung klar wird.
Die damalige Trennung meines Ex- Partners, (Vater meines Sohnes) war sehr belastend für uns alle, es dauerte 6 Jahre ,etliche Gerichtsverhandlungen und den Umzug in die Schweiz, um zur Ruhe zu kommen.
Ich habe damals in den ersten 14 Tagen der Trennung 8 Kilo abgenommen und war danach einfach nur dünn. Es wurden diverse Lebensmittelunverträglichkeiten festgestellt, schliesslich auch das **ADHS** und mein Adrenalinspiegel war permanent hoch. Wenn ich nachts nicht schlafen konnte , begann ich , die Wände im Keller unseres Hauses anzumalen oder eben zu putzen. Ich konnte nicht runterfahren. Ich war ein absolutes Nervenbündel.
Die hormonelle Schieflage beginnt beim **ADHS** sehr schnell und Symptome, wie z. B. bei der Regelblutung scheinen nicht nur schlimmer, sondern sind auch schlimmer, als bei " normalen Menschen ". (Interpretation von normal, bleibt

jedem selbst überlassen).
Durch den permanenten Dauerstress, kam das , was kommen musste. **BURNOUT**. Als die Diagnose gestellt wurde , standen zunächst ganz andere Probleme im Fokus. Ich hatte mir eine Rippe gebrochen, wie sag ich lieber nicht, aber jeder, der mit **ADHS** zu kämpfen hat, kann sich die Szenarien ausmalen. Da ich mich ja oft für unverwundbar halte, lief ich noch eine Woche mit dieser Rippe herum und ging dann irgendwann mal zum Arzt, weil der Schmerz einfach nicht nachliess.

Ich konnte es einfach nicht glauben, aber die Rippe war gebrochen und ich krankgeschrieben.
Jetzt war ich zur Ruhe gezwungen und jetzt begann die eigentliche Unruhe. Ich bemerkte natürlich selber, wie fertig ich war und wie wenig Kraft noch für irgendwas vorhanden war. Bei der Arbeit war es zuletzt auch zu mehreren Auseinandersetzungen mit Kollegen gekommen und meine Nerven lagen blank. Dadurch, das ich ja schon länger in Behandlung mit meinem ADHS war, wurde die Diagnose dann bestätigt, das ich ein **Burnout** hatte. Aber trotz gebrochener Rippe, ganz ruhig ging nicht, wurde ich dann ja irgendwann auch zappelig, wenn ich mich nicht bewegen konnte.

Nach fast 6 Wochen Krankschreibung dann, passierte es ; eine 2. Rippe brach, ohne, das ich grossartig was gemacht hatte. Zunächst wollte es keiner glauben, ich musste zum Chiropraktiker, der zum Glück davon absah, mich einzurenken. Er wollte zunächst das CT abwarten, was dann aus meiner Sicht, sehr weise war.
Das CT wurde gemacht und ich hatte einen Termin zur Besprechung, bei meinem Hausarzt. Er hatte kurz vorher noch einen Test für Osteoporose angemeldet, den ich auch schon hinter mir hatte und das Ergebnis sollte ebenfalls besprochen werden. Für mich war klar, diese Sitzung würde 10 Minuten dauern und bis auf die Rippen würde alles in Ordnung sein.

Ich bin nach über einer halben Stunde aus dem Zimmer gegangen und musste erstmal verdauen, was er mir mitgeteilt hatte.
Punkt 1 : Ich hatte 2 gebrochene Rippen
Punkt 2 : Ich hatte Osteoporose
Punkt 3 : Im CT wurde zufällig entdeckt, das ich ein Aortenaneurisma hatte. (eine Ausbuchtung an der Hauptschlagader, dicht beim Herzen).
Auch der Arzt war über die Diagnosen sehr überrascht, war ich überhaupt nicht der Typ dafür. Ich bin schlank, mache Sport, esse gesund, trinke keinen Alkohol, also eigentlich völlig langweilig. Mein einziges Laster war und ist, Kaffee trinken.
Ich war insgesamt 3 Monate komplett krankgeschrieben und fing dann mit 50 % wieder an zu arbeiten. Ich hatte mich nach meiner Auffassung gut erholt und war wieder einsetzbar.

Ich habe das Problem, das ich mich immer bemühe, meine Arbeit schnell und gut zu machen und obendrein anderen zu helfen.Trotz Tabletten, unterlaufen mir trotzdem kleine Fehler, da die Wirkung auch nicht bis zum Ende der Schicht anhält und ich auch durch den permanenten Geräuschpegel und der längeren Arbeitszeiten einfach komplett erschöpft war und bin
.
Ich stelle fest, das über vieles hier, viel länger diskutiert wird und das einige es dadurch hervorragend schaffen, sich in ein gutes Licht zu rücken. Sie brauchen natürlich viel länger für ihre Arbeit und benötigen am Ende Hilfe. Ich bemerke , das einige wirklich geschickt andere für sich ausnutzen und ich mich irgendwann schlecht zurücknehmen kann. Die Toleranz ist einfach auch nicht da, das meine Reserven zum Feierabend hin, einfach aufgebraucht sind und ich wütend werde, wenn andere Leute sich auf meine Kosten ausruhen.

In der Arbeitswelt , ist die Unkenntnis und Intoleranz, für das

ADHS am meisten zu spüren.Ich kann und ich will arbeiten, aber ich will dann auch irgendwann nach Hause. Ich bin immer bereit, anderen zu helfen, wenn ich merke, sie haben viel zu tun oder schaffen es wirklich nicht,ohne Hilfe fertig zu werden.Wo ich nicht mehr bereit bin ist, wenn Leute viel Zeit mit Reden verbringen und deshalb nicht fertig werden. Ich muss dann länger arbeiten, weil derjenige einfach getrödelt hat.

Ich versuche öfter zu erklären, das es keine Unlust ist, länger zu bleiben, sondern wirklich auch Erschöpfung. Den ganzen Tag hochkonzentriert zu arbeiten, gleichzeitig der permanente Geräusch -und Stresspegel, Schichtdienst, machen mir immer mehr zu schaffen. Zuhause mein Sohn, der ja auch seine Probleme mit der Schule hat, Anrufe der Lehrer, die mich über das Verhalten meines Sohnes aufklären wollen usw. Ich kann meine Batterien scheinbar auch nur noch kurzfristig aufladen, wenn ich verreise.

Ich fühle mich oft ausgelaugt, müde und voller Unlust, noch irgendwas zu unternehmen.
Ich habe jetzt auf Anraten meiner Ärtztin, einen Hormontest machen lassen und ....ja, kaum ein Wert im Normbereich. So wie es aussieht, deutet vieles auf ein erneutes **Burnout** hin. Die Nebennieren, die für die Stresshormone zuständig sind,alle Werte zu hoch oder zu niedrig.

Es ist ausserdem erstaunlich, das gerade in den sozialen Berufen, am wenigsten Toleranz gegenüber anderen besteht. Es gibt viel Forschung über Krankheiten, aber es wird wenig unternommen, um auch Umstände zu verändern.Viele **ADHSler** sind oft kreativ, flexibel in vielen Bereichen und können gut eingesetzt werden, wenn sie etwas begeistert.Warum kann sich das nicht zunutze gemacht

werden ?
Klar fällt es mir manchmal schwer, mich an Normen und Regeln zu halten (zumindest ,wenn sie für mich keinen Sinn machen), aber ich kann Alternativen anbieten oder Lösungsvorschläge machen.

Aber....wer nicht in die Norm passt, fliegt .
Ich kann oft mit meiner humoristischen Art, eine Situation verändern, Leute zum Lachen bringen, eine düstere Stimmung ins positive umkehren. Ist das nicht manchmal viel mehr wert, als strenge Richtlinien und Normen ?

Kapitel 22

ADHS- es gibt keine Patentlösung

Wer gedacht hat, das er in meinem Blog die Patentlösung findet, den muss ich enttäuschen. **ADHS** ist immer wieder ein Probieren, Austesten und Umdenken. Das wichtigste finde ich, ist , sich bewusst zu machen, das **ADHS** vorhanden ist, mit allen positiven und negativen Aspekten und man es nicht einfach abschütteln kann .Der Wechsel der Emotionen und Stimmungen sind vorhanden, man kann versuchen, sich davon nicht mehr so beherrschen zu lassen. Es ist ein Lernprozess und erfordert oft viel Geduld. Die Tabletten dienen lediglich dazu , sich im Alltag besser zurecht zu finden und sich besser focussieren zu können auf Arbeit und Schule.
Ich bin hier in der Schweiz sehr gefordert worden, die Toleranz ist nicht sehr hoch und gerade in der Schule hatte ich mehr erwartet. Die Schule erwartet ein ständiges Entgegenkommen meinerseits, aber mein Sohn ist nun mal auch wie er ist. Wie schon erwähnt ,erwarte ich, das wenn er schon in einer Integrationsklasse ist, das dann auch ein bisschen Fachwissen über das **ADHS** vorliegt und sich nicht ständig über jedes Detail aufgeregt wird.

"Das Handy meines Sohnes hat in der Stunde geklingelt," er hat Kaugummi gekaut," er redet mit anderen Kindern" !!!! Ich weiss das alles, aber muss man mich darüber ständig informieren? Muss man mich als Rabenmutter abstempeln, nur weil ich auf diese Sachen nicht mit der nötigen Dramatik eingehe? Wo liegt die Verantwortung der Lehrer, so eine Klasse zu unterrichten und mit jeder Kleinigkeit überfordert zu sein? Wenn ich als Krankenschwester auf einer Chirurgie arbeite, muss ich mir das Fachwissen auch aneignen, da reicht es nicht, das ich mal auf einer neurologischen Station gearbeitet habe. Kann man das in der heutigen Zeit nicht auch von den Lehrern erwarten? Ich will nicht sagen, das es einfach ist heutzutage Lehrer zu sein, aber das Bewusstsein, solch eine Klasse zu unterrichten, in der mehrere Kinder mit **ADHS** sitzen, sollte man schon haben. Das das eine Herausforderung ist und nicht alles nach Schema läuft, sollte man einberechnen.

Vielleicht habe ich auch schon zuviel mit meinen Kindern erlebt, um alles so dramatisch sehen zu können.Viele Dinge sind in meinen Augen keine wirklichen Probleme und mein Sohn ist höflich und weiss sich in der Regel zu benehmen. Es wäre das Gleiche, wenn ich mich täglich darüber aufregen würde, warum ein einjähriges Kind noch nicht laufen kann. (Bei vielen kommt jetzt bestimmt der Gedanke auf, hää- was ist das für ein Vergleich)Ich will damit sagen, das eben bestimmte Verhaltensweisen **ADHS**- bedingt sind und es müssig ist, sich immer wieder darüber aufzuregen. Vergessen darf man natürlich auch nicht, das er genau wie jedes anderes Kind seines Alters, mitten in der Pubertät steckt.

Ich glaube das ich in meinem Blog zeigen konnte, wie stimmungsabhängig vieles beim **ADHS** ist und wie wichtig aber auch schwierig es ist, sich davon nicht beherrschen zu lassen. Das ein **ADHS** sich nicht auswächst sollte hier klar geworden sein, einfach das Bewusstsein ändert sich und die Symptome verlagern sich. Obwohl jemand mit **ADHS** oft selber mit Händen und Füssen rumzappelt, kann er das bei anderen oft ganz schwer ertragen.

Ich lasse mich auch bei der Arbeit immer wieder dazu hinreissen, auf gewisse Dinge zu reagieren...
zu impulsiv !!! Ich merke dabei, das ich zwar alles gesagt habe, aber ich die andere Person nicht ändern kann und ich viel zu emotional reagiert habe. Dieses Bewusstsein wird mir hoffentlich dazu verhelfen, ruhiger zu werden und meine Energie für andere Dinge zu sparen.
 Ich weiss, das es nicht förderlich ist, immer alles zu sagen, was man denkt und das das

Unverständnis hier sehr gross ist seine Meinung zu sagen, aber ich hasse Ungerechtigkeiten und sehe dann wirklich rot.

Kapitel 23

ADHS - Resonanz

Ich wollte diesen Blog eigentlich mit dem letzten Post abschliessen, habe jetzt aber festgestellt, wieviele Leute betroffen sind oder zumindest Menschen kennen in ihrem Umfeld, die **ADHS** haben.
Kollegen und Bekannte kommen auf mich zu und stellen Fragen, wollen wissen was ich mache, wieviele Tabletten ich nehme, wie es mir damit geht. Das Thema ist weit verbreitet und viele Fragen sind offen. Ein Umdenken in Beruf und Schule wird die Zukunft sein müssen, weil es nicht mehr eine Minderheit ist, die davon betroffen ist.

Wir hatten einen Schüler auf Station. Er versuchte sich zu integrieren, alles richtig zu machen und den Anforderungen gerecht zu werden. Er wollte beweisen, das er selbstständig arbeiten kann und ein guter Krankenpfleger werden könnte. Ich hörte viel von Kollegen über ihn, selbst habe ich aber nur am letzten Tag mit ihm gearbeitet.

Er war wirklich motiviert, war freundlich zu den Patienten, konnte aber nicht richtig umsetzen, was man ihm sagte. Er überschritt oft seine Kompetenzen, so das man ihn nicht alleine zu den Patienten gehen lassen konnte. Ich habe an seinem letzten Tag noch mit ihm gesprochen und er erzählte mir, das bei ihm der Verdacht bestünde, das er **ADS** hätte. Von seinem ganzen Verhalten her, konnte ich ihm nur zustimmen und fragte ihn, ob er sich schon testen lassen hatte. Er hatte; allerdings beim Hausarzt. Der Test war grenzwertig und nicht eindeutig. Ich habe ihm geraten zu einem Facharzt zu gehen, weil viele Ärzte einfach nicht genug über **ADHS** wissen und es oft auch abtun. Ich weiss nicht, ob er meinem Rat gefolgt ist, denn er musste an diesem Tag das Spital verlassen, da er nicht tragbar fürs Haus war.

Er hatte nicht gesagt, das er nicht beim Spezialisten war, sonst hätte er diese Chance vielleicht noch gehabt. Er hatte versucht, vieles zu überspielen, wie es wahrscheinlich jeder kennt, der **ADHS/ ADS** hat.

In diesem Fall, hat es ihm mehr geschadet , als genützt. Ich kannte ihn nicht besonders gut, aber es tat mir wirklich leid für ihn.

Ein Umdenken wird auch in der Berufswelt stattfinden müssen, weil die Anzahl der Betroffenen ständig wächst und auch diese Menschen richtig integriert werden müssen.

Jeder geistig Behinderte bekommt eine besondere Förderung, wird in eine Schule integriert, in der man ihm gerecht wird, geht auf seine bestimmten Bedürfnisse ein. Warum geht es beim **ADHS** nicht ? Es bedarf mehr, als das man alle verhaltensauffälligen Kinder in eine Klasse packt, die Schülerzahl verringert und denkt, jetzt ist alles getan.

Es sollten Lehrer eingesetzt werden, die auf die speziellen Bedürfnisse eingehen können, die diese Kinder fördern, nicht runterputzen und sie in Normen zwängen, die allgemeingültig sind. Am Beispiel meiner Kinder, weiss ich, das **ADHS**ler sehr intelligent sind und würde man das fördern, sicher Grossartiges leisten können.

Ich stelle auch für mich fest, das ich viel leisten kann, auch Kompetenzen habe, die andere vielleicht nicht haben, aber das

das oft nur ausgenutzt wird. Ich bin schnell im Arbeiten, versuche anderen zu helfen und bekomme dadurch immer mehr Sachen aufs Auge gedrückt. Am Ende des Tages zählt dann, was falsch gelaufen ist und nicht, was man richtig gemacht hat.

Meine Motivation sinkt rapide alles zu geben, ich bemühe mich, mich anzupassen, aber die Freude daran vergeht mir immer mehr. Ich glaube, der Grund, warum **ADHS**ler sooft die Arbeitsstelle wechseln, ist , das sie oft für naiv gehalten werden, das sie ausgenutzt werden und sich nicht entsprechend wehren können.

Dieser Schüler, wird noch einen langen Weg vor sich haben, findet er nicht die richtigen Ansprechpartner oder Unterstützung.

Ich werde aus diesem Blog ein Buch machen, da doch grosses Interesse an diesem Thema besteht und viele eben nicht nur auf einer tockenen, sachlichen Ebene über dieses Thema lesen wollen.

Ende

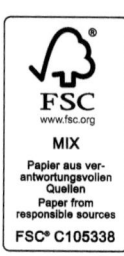

Herstellung und Verlag:
BoD - Books on Demand, Norderstedt
ISBN 978-3-7431-8769-6